人生100年時代の脳科学

元気に歩むために知っておきたい脳の50話

京都大学霊長類研究所
副所長・教授
中村克樹
Nakamura Katsuki

くもん出版

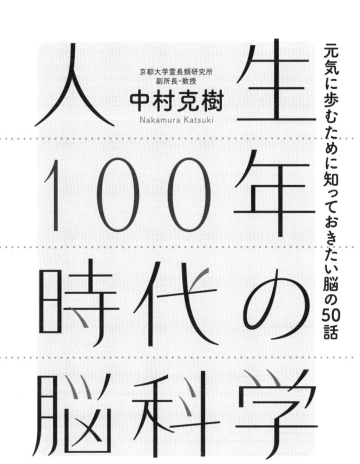

第三章　続けることの大切さ――やる気の持ちかた

第四章　やっぱり人間だから――社会生活を楽しく

第五章　人間らしさの源――脳のしくみや働き

はじめに

この本は、2012年に始まった毎日新聞の連載「Do you 脳?」と「なるほど脳」というコラムに掲載された内容の一部をまとめたものです。最新のものも含め、脳にまつわる話題を提供してきました。一つ一つは短くまとめてありますから、少しの空き時間で読んでいただけると思います。脳のことを知ってちょっと得した気分になる、日々の生活が少しよくなる、この本の内容がそれを満たしていることを願います。

コラムの企画をくださった毎日新聞社の石塚孝志さんと、背中を押してくれた家族に感謝します。

第一章

健康寿命を延ばす

——生活習慣と脳の関係

眠りの大切な働き

「春眠暁を覚えず」という言葉がありますね。みなさんは、「春は寝心地がよい季節なので、夜明けになっても気付かずに、ぐっすり眠っている」という意味だと思っていませんか。じつは、そうではありません。

正しくは、「すっかり春になったので、冬とちがって日の出の時刻が早くなり、夜明けにも気が付かない」ということのようです。わたしは秋でも冬でも、朝はゆっくり眠るのが好きなので、冷静に考えてみると、特に寝心地がよいのは春だけじゃないなと納得しました。

さて、眠りと脳の働きについて見ていきましょう。わたしたちは、なんのために眠ると思いますか。一日の疲れた体を休めるため、一日働いた脳を休めるため、そういう考えが一般的ですよね。でも、もっとことなる眠りの働きが研究からわかってきました。いくつかの例を挙げながら、眠りの大切さを紹介します。

みなさんの中にも、試験前に夜遅くまで勉強した経験がある人は多いでしょう。いわゆる徹夜勉強ですが、はたして効率がよいのでしょうか。じつは、あることを学習したあとで、すぐに眠るほうが、眠らない場合よりも学習したことがちゃんと頭に残っているという結果が示されています。

例えば、朝8時にあることを学習し、12時間後にどれだけ覚えているかを確かめます。いっぽうで、夜8時に同じことを学習してから睡眠をとり、12時間後にやはり確かめます。すると、学習したあとで眠った人の成績がよりよかったのです。このとき、脳で何が起こっているのでしょう。

じつはある研究から、日中にいろいろなことを学習したり、経験したりしているときの脳の活動状態と、眠っているときの脳の活動状態がひじょうに似ていることが示されました。このことから、眠っているときの脳は、単に休んでいるのではなく、学習や経験したことを復習していて、しっかりと記憶に残すために大切な役割をはたしているのではないかと考えられています。

もちろん、明日が試験なのにまだ何も準備できていない！　という緊急事態はべつですね。でも、日ごろの学習では、眠らずに勉強するのは避けたほうがよいようです。

眠ることは、さまざまな点からひじょうに重要です。例えば、成長ホルモンは睡眠と関連して分泌されます。なによりも、わたしたちのように昼間に活動する動物は、夜はきちんと睡眠をとるようにできています。それを乱すと、日常的に時差ぼけの状態（社会的時差ぼけといいます）になり、思考力も運動能力もじゅうぶんに発揮できなくなります。

眠ることは、単に身体を休めるだけではなく、健康な脳の働きにとってもたいせつです。早寝早起きの規則正しい生活を送りましょう。

腹も身の内

「腹も身の内」とは、腹も体の一部だから暴飲暴食は慎むべきだという意味です。耳の痛い言葉です。なぜ、わたしたちは食べ過ぎるのでしょう。

「甘いものを控えるぞ」「脂っこいものは食べない」という言葉がしばしば聞かれますね。みなさんも、こう決意したことがあるのではないですか。それなのに、スプーン一杯のつもりが、気がついたらアイスクリームをカップ一つ空にしてしまう。これは、誘惑に負ける弱い精神が原因といわれてきました。それもあるでしょうが、こうした行動をとる理由が、脳研究から明らかになってきています。

「食べたい」と感じる（空腹感がある）のはなぜでしょう。いくつかのホルモンの関与がわかっていますが、特に注目されているのはレプチンというホルモンです。レプチンは脂肪細胞でつくられ、空腹感を制御している脳の視床《ししょう》下部《かぶ》という場所に信号を伝えます。レプチンが多いと「じゅうぶんな蓄え（エネルギー）がある」と脳は判断します。その結果、食べることを（少なくともしばらくの間は）止めるのです。逆にレプチンが少ないと「じゅうぶんな蓄えがない」と脳が判断するので、食べ始めます。

食べ過ぎてしまう肥満の人は、レプチンに対する脳の反応が鈍いことがわかりました。いくら気持ちで「食べないぞ」とがんばっても、脳の反応が弱ければ、「蓄えが足りない」と判断して食べ続けます。「じゃあ仕方がない。意思の弱い自分が悪いんじゃなく、命令する脳が悪いんだ」とあきらめてはいけません。肥満はさまざまな病気を引き起こす原因になっているのですから。

いっぽうで、甘いものや脂っこいものを食べると「おいしい。幸せだ」と感じますね。レプチンが、快感を生み出すことに関係する脳の腹側《ふくそく》被蓋野《ひがいや》という場所にも働きかけているからです。じつはこの腹側被蓋野は、薬物依存を引き起こすことにも深く関係しています。

コカインやニコチンなどは、同じ量を摂取していても、得られる快感が次第に薄れます。これは脳の反応がだんだん弱くなるためで、同程度の快感を得ようとしてどんどん多量に摂取するようになっていきます。

甘いものや脂っこいものから得られる快感も次第に弱くなるので、さらに多く食べて同程度の快感を得ようとします。その結果、食べ過ぎるらしいことが、最近の研究からわかってきました。実際に、肥満の動物に甘いものや脂っこいものを与えないと、薬物の禁断（離脱）症状に似た症状が出たのです。

いわゆるジャンクフードとよばれる食べ物には、甘みと脂が多く含まれています。こうしたものを大量に頻繁に摂取すると、脳の反応が変わるのです。適切な対処法・治療法の開発は今後の課題ですが、「ジャンクフード中毒」に注意してバランスのよい食事で腹八分目を心掛けましょう。

ところで、ダイエットという言葉は、やせるという意味ではありません。やせ過ぎの人が標準体重まで太るのもダイエットです。バランスが大切なのです。

酒は百薬の長

昔の中国の王が酒を賞して言った「酒は百薬の長」という言葉は、酒は気分をよくしたり緊張を緩和したりする効果があり、適度に飲めばどんな薬にも勝るというように解釈されます。わたしもお酒は大好きなので、この言葉は大好きです。

人を含め動物は血液を運び屋として、酸素や栄養素を体のすみずみの細胞に供給しています。血液と体細胞との間で起こるいろいろな分子の交換は、血管にある小さな隙間を通しておこなわれます。脳はもっとも大切な臓器なので、脳に悪影響を及ぼす分子が入らないように、脳の血管の隙間は特別に狭くできています。限られた分子しか脳に入れない関所のようなしくみという意味で、血液脳関門《けつえきのうかんもん》と名付けられています。

しかし、こうした脳内の血管のわずかな隙間でさえ通過して、脳の働きに影響を及ぼす分子があります。代表的なものに、コカインやモルヒネ、マリファナといった薬物があります。タバコに含まれているニコチンもそうです。そして、アルコールもそのひとつです。これらは、脳の細胞の働きを変えたり、快感を生み出す腹側被蓋野《ふくそくひがいや》に作用したりします。

　お酒を飲むと気分がよくなり不安が和らぐのは、アルコールが腹側被蓋野に作用するためです。緊張感が和らぎ、話が盛り上がり、楽しく過ごせます。なによりおいしいお酒は料理をよりおいしくし、おいしい料理はお酒を引き立てます。あっ、ちょっと気持ちが入りすぎました。

　いっぽうで、アルコールは学習や記憶に関係する分子にも働きかけます。予想に難くないでしょう。悪いほうに働きます。アルコールの多量な摂取は、記憶やそのほかの認知機能に有害な影響を及ぼします。また、飲酒が進むと脳のさまざまな機能に影響を及ぼし、まっすぐ歩いたり立ったりすることすらできなくなります。

　もっと深刻なことに、アルコールは発達期の脳に対してひじょうに大きな影響を示します。例えば、思春期にアルコール依存症になると、記憶を司る海馬《かいば》という脳の重要な場所の発達が不十分になることがあります。また、妊婦がアルコールを多量に摂取すると、生まれてくる子が胎児性アルコール症候群を示し、脳の発達が不完全になることもあります。特に、妊娠初期にアルコールを摂取すると影響が大きいというデータがあります。

悪い影響が必ず出るわけではありません。でも、体の大きさや体調などでアルコールの影響は変わるので、どの程度のアルコールならだいじょうぶとはっきり言えるデータもありません。未成年者や妊婦の飲酒は、こういう理由から控えるにこしたことはないのです。

アルコールの摂取は、肝硬変などを引き起こすだけではなく、脳に多大な影響を及ぼす可能性があります。ひじょうに難しいことですが、適量で止めておくことが、お酒となかよく過ごす秘訣ですね。自戒の気持ちを込めて。

武士は食わねど高楊枝

摂取カロリーを制限すると体によいのではないか、ということが注目されるようになったのはかなり前で、１９３０年代にさかのぼります。アメリカ合衆国の研究者が、摂取カロリーを制限するとネズミの寿命が４割も延びると報告しました。その後、カロリー制限の効果は、イヌやほかの動物でも報告されました。でも、動物とヒトはいろいろな点でちがっています。わたしたちにもほんとうに当てはまるのか。その疑問に答える研究成果が数年前に発表されました。

アメリカ合衆国のウィスコンシン霊長類センターの研究グループは、１９８９年から20年にわたって合計76頭のサルで実験をおこないました。えさを食べたいだけ食べさせるグループと、食べたい量の７割しか与えない「カロリー制限」をしたグループに分け、どんな影響が出るのかを調べたのです。健康上の問題がないように、量は少なくても栄養バランスのとれたえさを与えました。こうして20年経って結果が発表されたのです。

好きなだけ食べたグループはおよそ３分の１のサルが死んだのに対し、驚くことに、カロリー制限を受けたグループは1割強しか死んでおらず、死亡率は3倍もちがっていました。それだけではなく、癌や心臓病、糖尿病といった高齢者に多い疾患の罹患率《りかん》も、カロリー制限をしたグループはずっと少なかったのです。

研究者たちは、脳の比較もしました。大脳基底核《だいのうきていかく》や島皮質《とうひしつ》とよばれる場所は、カロリー制限をしたサルのほうが萎縮せずに維持されていました。また、前頭《ぜんとう》前野《ぜんや》・側頭連合野《そくとうれんごうや》・帯状回《たいじょうかい》の年齢による萎縮も、カロリー制限をしたサルは軽度だったのです。

カロリー制限をすると、なぜこういうよい効果が見られるのかは、まだじゅうぶんに解明されているわけではありません。しかし、カロリー制限によって、糖の代謝に関係する遺伝子の働きが活発になることが報告されています。こうした遺伝子レベルの変化が、糖尿病などを減少させるのでしょう。また、カロリー制限をすると、脳の細胞を育てたり保護したりする役割を持つ神経栄養因子という物質がふえることが報告されています。こうした物質の変化が、脳の萎縮の程度や病気の進行を遅らせることにつながるようです。

こうしたサルの研究は10〜20年と時間がかかりますが、こうした研究を国をあげて支援してもらえると、ヒトの生活や健康へ還元できる研究成果が出てくるでしょう。

いっぽうで、ヒトでもいくつか研究成果が出てきています。東北大学の研究者は、肥満の人とそうでない人の脳を比較して、肥満が脳の萎縮の危険因子（原因）のひとつであると報告しました。サルの結果とよく一致します。

「武士は食わねど高楊枝」とは、たとえ貧しくて食べるに窮しても、武士というものはちょうど今食べ終わって満腹であるかのように装い、楊枝をくわえているものだという意味です。武士の気位の高さをたとえた言葉ですね。また、やせ我慢の意味にも使います。

極端なダイエットはよくないですが、やはり腹八分目がいいんですね。えっ、言われなくてもわかっているって。失礼しました。

備えあれば憂い無し

突然起こるかもしれない脳卒中についてお話ししましょう。

脳卒中（脳血管障害）とは、脳の中にある血管に問題が生じて、さまざまな機能に障害が出る病気です。ひどいときにはそのまま死んでしまいます。厚生労働省の統計によれば、２０１９年には11万人近い人が亡くなっていて、死因の7.7％に達します。脳卒中のおよそ55％は血管が詰まって血液が流れなくなる脳梗塞、30％は血管が破裂して出血する脳出血、11％は脳を覆っている膜の間で出血するくも膜下出血です。死に至らないまでも、言葉を話せなくなったり、手足を動かせなくなったり、認知症になったりと、さまざまな後遺症が出ます。

しかし、早く気付き、早く治療すれば、後遺症がなく回復することも多いのです。１９９８年にイギリスの医者がつくったFASTという標語を紹介しましょう。脳卒中が疑われるときに確認すべきことの頭文字をつなげた標語です。

Face（顔）。顔が左右で非対称になっていないか。脳卒中を起こすと、顔の片側だけ麻痺することがしばしばあります。ふだんの顔とちがうなと思ったら脳卒中を疑いましょう。

Arm（腕）。片方の腕が上がらない、力が入らないということがないか。脳卒中を起こすと、片方の腕が上がらなくなり、両腕を前に伸ばす「前にならえ」の姿勢がとれなくなります。

Speech（話す能力）。はっきりと話ができるか。脳卒中を起こすと、流暢に話せなくなることがあります。

こうした症状が思い当たったら大切なのはTime（時間）。早く病院に行き、早く治療をしてもらうことがもっとも大切です。

例えば、血管が血液のかたまり（血栓）で詰まってしまったとき、薬でその血栓を溶かすことができます。この薬は、アルテプラーゼ（rt-PA）とよばれ、血栓をつくるタンパクを分解します。ひじょうに注目されている薬ですが、この薬がうまく働くのは、脳梗塞が起こってから4時間半以内。しかも、すべての脳梗塞に適しているわけではなく、使い方を誤ると逆に悪い作用を引き起こすこともあるのです。

もっとよい薬がないか探す中で、いわゆる吸血コウモリ（チスイコウモリ）に目をつけた研究者がいます。眠っている動物の血液をなめるために、吸血コウモリの唾液には、血液が固まらない働きを持つ「デスモテプラーゼ」という物質があるそうです。この物質を脳梗塞の治療に使うというのです。ただ残念ながら、この物質では症状の改善が認められませんでした。

太い血管に詰まった血栓は薬でじゅうぶんに溶かせないことがわかってきました。最近では性能のよいカテーテルが開発されたことも合わさり、カテーテルを使って詰まっている血栓を直接回収・除去する治療法、血栓回収療法が多くなっています。使われるカテーテルには、ステントとよばれる金網状のものと、吸引カテーテルとよばれるポンプで吸引するものがあります。足の付け根などの太い血管から入れて、脳の詰まっている血管まで移動させます。脳梗塞が起こってから8時間までなら（場合によってはそれ以降も）使える方法ですが、危険も伴います。

いくらよい薬や治療法が開発されても、「いつもとちがう」ということを早く察知して、早く治療してもらわなければならないことに変わりはありません。備えあれば憂い無し。日ごろからじゅうぶんに準備をしておけば、突然何かが起こっても心配がない、という意味です。わずかな変化にも気付けることが大切ですね。

一文吝《お》《し》みの百知らず

「一文吝みの百知らず」とは、目先のたった一文というわずかな出費を惜しんで、あとで百文もの大損をする愚かさに気付かないたとえで、目先の損得だけにとらわれずに、将来の利益を考えて金を使うことを知らなければならないという意味です。

わたしたちは、目先の利益にとらわれない行動をとることができます。例えば、目の前のおいしそうなケーキを食べないで理想の体重に近づけようとか、日々の辛い練習を続けてスポーツでよい成績を残そうと考えますよね。友達と遊ぶことやテレビを見ることを控え、がんばって勉強して志望校の合格をめざすというのも将来のことを考えた典型的な行動です。

この「計画を立てて将来の目標に向かって行動する」ということ、ほかの動物にはなかなかできません。賢いといわれているチンパンジーにも難しいのです。秋の収穫のために春に種をまくということができるのはヒトだけと言ってよいでしょう。

それほど長い先のことでなくとも、時間と得られるものの価値を天秤にかけることは、まあまありますよね。

おいしいと評判の店で食事をしようと行ってみたら長蛇の列。すぐそばには、おなかを満たすには悪くないけど、それほどおいしいと思えない店があります。客はそれほど入っていないので、すぐ席に着けそうです。列に並んで待つことになってもおいしい店で食べるか、それともすぐに食べられる店に入るか。みなさんなら、どうしますか。時間がないときには選択の余地はないかもしれません。でも、選べるなら、少し我慢してより価値のあるものを手に入れるか、価値は低いけれどもすぐに手に入るものにするか。

将来の結果を考えて決断するために重要な脳の場所として、まず挙げられるのは前頭前野《ぜんとうぜんや》です。ヒトの前頭前野では、いくつもの場所が役割分担をしているといわれています。ここで重要なのは、内側前頭前野《ないそくぜんとうぜんや》や前頭眼窩回《ぜんとうがんかかい》とよばれる場所です。こうした場所がうまく働かなくなると、衝動的で計画性のない行動をとるようになります。

奈良先端科学技術大学院大学などの研究グループは、時間と報酬の大きさを天秤にかけるような状況では、前頭前野のほかに島皮質《とうひしつ》と線条体《せんじょうたい》が働いていることを報告しました。島皮質と線条体は、意思を決定することに重要な役割をはたすと考えられている場所です。どちらも、短期的な判断を下すときは脳のてっぺん側が、長期的な判断を下すときは脳の底側が働いていたのです。

研究グループは、脳の底側の線条体はセロトニンという物質が少ないと活発になり、脳のてっぺん側の線条体はセロトニンが多いと活発になることを見つけました。セロトニンが線条体の活動を変化させることが、衝動的、短期的な行動に深く関係しているのですね。

セロトニンは衝動性だけではなく、感情や気分にも重要です。セロトニンが少なくなると、うつ病のような症状を示したり、うつ病を再発したりすることがあります。セロトニンをつくるには、トリプトファンというアミノ酸とビタミンB6が必要です。特にマグロやカツオなどの赤身魚、牛、豚、鶏などの肉類は両方を多く含んでいることが知られています。

バランスのよい食事と適度な運動をし、過度のストレスを避け、前頭前野や線条体をしっかり働かせることが、一文咨みの百知らずにならない秘訣ですね。

旨いものは宵に食え

「旨いものは宵に食え」とは、せっかくのおいしいものも食べるのを惜しんで置いておくと味が変わってしまうので、その日のうちに食べたほうがよいということから、よいことは早くやるのが得であるという意味です。

これまでの疫学調査から、睡眠不足が続くと肥満になりやすいということが知られています。また、睡眠不足が食欲に関係するホルモンの働きを変えたり、カロリー摂取を増加させたりすることもわかっています。これは、夜遅くまで起きている人が多い先進国で肥満の割合が高いことの説明になるといわれてきました。

アメリカ合衆国の研究者がおこなった、眠らなかったときの行動と脳の働きの変化についての報告があります。彼らは、健康な実験参加者にいろいろな食べ物の写真を見てもらい、「すごく食べたい」「少し食べたい」「あまり食べたくない」「絶対食べたくない」のどれがもっとも当てはまるかを選んでもらいました。通常の睡眠をとった状態と、およそ丸一日眠らなかった状態の2つの条件のもとでの実験です。そうして、参加者が食べ物の写真を見て評価しているときの脳の活動を調べたのです。

睡眠が足りた状態で調べると、「食べたい」と思うほど前頭眼窩回《ぜんとうがんかかい》、前部帯《ぜんぶたい》状回《じょうかい》、島皮質《とうひしつ》の応答が強くなっていました。これらの場所は、食べ物を評価することに関係すると考えられます。ところが、丸一日眠らない状態で同じように調べると、同じ脳の場所の応答が弱くなったり見られなくなったりしました。

いっぽうで、通常の状態では応答が認められなかった脳の深いところにある扁桃核《へんとうかく》が、睡眠不足のときには強く応答したのです。扁桃核は、食べたいという欲求に関わっていたり、目を見張るような目立つ食べ物を見たときに応答したりすることが知られています。また、睡眠不足のときは、睡眠の足りている状態と比べ、スナック菓子などの高カロリーの食べ物を「食べたい」と答える傾向が強くなりました。

ふだんは、前頭眼窩回や前部帯状回などの食べ物の価値を「冷静に」判断する働きが、食べたいという欲求に関係する扁桃核の活動をうまくコントロールしているのです。寝不足になると、前部帯状回や前頭眼窩回の活動が低下し、扁桃核の活動が高まり、食べたい衝動を抑えることが難しくなります。夜遅くまで起きている生活を続けていると、慢性的な寝不足で冷静な判断ができなくなり、肥満になる確率が高まるといえるでしょう。

「旨いものは宵に食え」は、ひじょうに正しいことわざだと思います。ただ、「高カロリーのものを宵に食べ過ぎちゃった」はいけません。気をつけましょう。

薬も過ぎれば毒となる

薬のようによい効果をもたらすものであっても、度が過ぎれば害になる働きをします。「過ぎたるは猶《なお》及ばざるが如し」ということわざもありますね。

みなさんの身近にゲームが大好きな人はいませんか。みなさんのお子さんやお孫さんが、そうかもしれません。「あんなにゲームばかりしてだいじょうぶかしら」と心配されたことがあるかもしれませんね。

ゲームが世の中に浸透したのは昨日今日のことではありません。インベーダーゲームを懐かしいと感じる方も多いでしょう。わたしが学生のころもゲームセンターに行けば、さまざまなゲームがありました。ちょうど『マリオブラザーズ』というゲームが誕生し、すごく流行しました。でも、みんながゲームセンターに出入りしていたわけではありません。

ところが最近は、ゲーム専用機を持っていなくとも、携帯電話、特にスマートフォンがあればさまざまなゲームができます。猫も杓子も、電車の中でも待合室でも、どこでもゲームをやっています。

心配する大人からすれば、「ゲームばかりやっているとバカになるよ」と注意したい気持ちになりますね。ところが、ドイツの研究者たちは、『マリオブラザーズ』の後継ソフトの『スーパーマリオ』というゲームをすると、脳のいくつかの場所が成長すると報告したのです。

彼らは20人以上の大人に、１日に最低30分は『スーパーマリオ』をし、それを２か月間続けるよう頼みました。いっぽうで、もうひとつのグループには、２か月間にわたってビデオゲームを一切しないように頼みました。そして、２か月後に、それぞれのグループの脳をＭＲＩ（磁気共鳴画像装置）で計測し比較したのです。

すると、ゲームを続けていたグループのほうが、ゲームをしなかったグループより、右半球の海馬《かいば》と背外側前頭前野《はいがいそくぜんとうぜんや》、そして左右の小脳で、脳の中で細胞が詰まっている灰白質《かいはくしつ》とよばれる場所が大きかったのです。

海馬・背外側前頭前野・小脳は、空間移動・戦略的計画の立案・記憶・運動などに関係する場所です。スーパーマリオを続けておこなうと、こういう機能が鍛えられ、その結果、これらの脳が成長したと考えられます。さらにおもしろいことに、海馬と前頭前野の体積は、その人が「ゲームをやりたい」と思う程度が強いほど大きかったそうです。

このようなデータは、ドイツの研究者が初めて示したわけではありません。さまざまな脳を鍛えるソフトを世に送り出してきた東北大学の川島隆太教授も、特定の課題をおこなうと、その機能に関連する脳の場所が大きく成長することを報告しています。脳はうまく鍛えれば成長するのです。

「やった、これで堂々とゲームができる」と短絡的に考えてはいけません。ほかのことを通常どおりにできれば、ゲームによる訓練の効果が得られるかもしれません。でも、ゲームの怖いところは、ゲームばかりを長時間続けるため、ほかのことをやる時間がなくなることにあります。『スーパーマリオ』で右半球の海馬・背外側前頭前野、小脳は鍛えられても、ほかに何もしなければ、それ以外の脳の場所はあまり成長しないでしょう。また、すべてのゲームでこうした効果があると確認されたわけでもありません。

川島教授も「ゲームは長時間でなく適度にバランスよく楽しむ」のがよいと言っています。まさに、「薬も過ぎれば毒となる」ですね。ゲーム好きの人にぜひ教えてあげてください。

焼きが回る

焼き入れの作業は、刃物をじょうぶにして切れ味をよくするために不可欠です。「焼きが回る」とは、火が回り過ぎて焼きが強くなってしまうと、逆にもろくなったり切れ味が悪くなったりすることを意味します。そこから転じて、年をとると思考力や腕前が衰えることを意味します。

多くの人は永遠に若く生き続けることを望んできました。脳の衰えや体の衰えを感じた（焼きが回った）とき、若返ることができればいいのにと思うこともあるでしょう。

若い人や若い動物の血には「若返り」につながる何かが含まれているのではないか、という考えが古くからあります。例えば、ドラキュラを代表とする吸血鬼には、若い人の血を吸って若さを保っているという設定がありますね。どうやら、これには根拠がありそうなのです。

今から70年近く前に、アメリカ合衆国の研究者が2匹のネズミを使った実験をしました。1匹は老齢のネズミ、もう1匹は若いネズミです。この2匹のおなかを手術でつなげました。どちらの血液も両方に流れるようにしたのです。

そうすると、老齢のネズミの軟骨が若返ったと報告しました。でも、それがなぜだかはわからず、その研究はしばらく発展しませんでした。

生物学の知識や技術がかなり進歩した２００４年、アメリカ合衆国のスタンフォード大学のチームやその仲間は、やはり老齢のネズミと若いネズミを手術でつなげました。そこで、老齢ネズミの筋肉が若いネズミと同じくらい早く回復することを見つけました。その後、肝臓や心臓も若返ることを発見したのです。彼らは、血液中のどの分子が重要なのかを調べ、GDF11というタンパクが重要であると結論づけました。このタンパクは老齢のネズミの血液には少なくなっていたのです。

２０１４年5月、脳や脳の働きも若返らせることができるのではないかという報告が続けて発表されました。

カリフォルニア大学の研究者たちは、老齢のネズミと若いネズミを手術でつなげると、老齢のネズミの海馬《かいば》で樹状突起棘《じゅじょうとっききょく》がふえることを確認しました。樹状突起棘は、神経細胞同士が情報をやり取りするための構造です。また、可《か》塑性《そせい》といって、神経細胞がまわりの細胞との情報の受け渡し方を柔軟に変化させる能力も高くなったのです。これは学習に不可欠なものだといわれています。

さらに彼らは、老齢のネズミに直接、若いネズミの血液を注射すると、学習や記憶の衰えが改善されたと報告しました。

スタンフォード大学の研究者たちは、若いネズミの血液が老齢のネズミの嗅覚を鋭くすると発表しました。また、ハーバード大学の研究者たちは、GDF11というタンパクだけを与えても、血管や神経細胞の成長速度が速くなることを報告したのです。

この現象は、老齢ネズミの中にある古い幹細胞《かんさいぼう》を、若いネズミの血液の分子が刺激して目覚めさせるために起こるのではないかと考えられています。幹細胞は、いろいろな細胞に成長していく基となる細胞のことです。幹細胞を刺激することは、いっぽうで癌化する危険性もあります。また、老齢ネズミとつながれた若いネズミは通常よりも回復力が落ちたそうです。

その後、GDF11のほかにもいくつかのタンパクが見つかりました。臍帯血《さいたいけつ》の中に豊富に含まれているタンパクなどが、細胞を元気にしている可能性が検討されています。今のところネズミでの研究結果なので、ヒトに当てはまるかどうかはまだわかりません。このあとどう発展していくのか、期待しながら慎重に見守りましょう。

壁に耳あり障子に目あり

こっそり話しているつもりでも、誰がどこで聞いているかも知れず、とかく秘密は漏れやすいものです。逆の立場になって、誰かの秘密をこっそりのぞいてみたい願望は多くの人が持っていますよね。他人に見つからないと、わたしたちの気持ちにはどんな変化があるのでしょうか。

突然ですが、「アラジンと魔法のランプ」という話はご存知ですか。魔法使いが3つの願いを叶えてくれるというものです。もし3つの願いが叶えられるとしたら、みなさんは何を願いますか。3つしかないと迷いますよね。

じつはこのアラジンの話、もともとの『アラビアンナイト（千夜一夜物語）』には収録されていなかったそうです。また、内容も多くの人が知っているものとはいろいろとちがっていて、願いは3つだけという制限はなかったといいます。さらにランプだけではなく、指輪をこすっても願いを叶えてくれました。もともとの話がどんなものだったか、知りたくなりましたか。かの菊池寛さんが翻訳した作品にも『アラジンとふしぎなランプ』がありますので、読んでみてください。

話が横にそれましたが、わたしが子どものころにも「3つだけ願いが叶うなら」という問いがありました。多くの子どもといっしょで、わたしも「自分を魔法使いにしてもらう」と、まずは考えました。そうすれば、あとはずっと魔法を使えますから。でも、それはずるいので、次に考えたのが「透明人間になる」というものでした。透明人間になって、いろいろな人が何をしているのか知りたい、気付かれずにいたずらをしたいと思ったものです。「壁に耳あり障子に目あり」を実践してみたかったのです。

えっ、いけないことだって。そう言わないでください。幼いころのことです。みなさんも透明人間になりたいと思ったこと、あるでしょう。なんとスウェーデンの研究者たちは、透明人間のようになったらどういう変化が起こるのかということを、125人を対象に実験的に調べました。といっても、現在はまだ「透明人間になるための薬」が開発されたわけではありません。では、どうやって実験したのでしょう。

まず、実験参加者にゴーグル型のモニターを装着してもらいました。そして自分の体や足もとを見るように、下を向いてもらうのです。モニターには、本来見えるはずの体が映らない工夫がほどこされています。さらに、ペンキを塗るときに使う刷毛で体をなでました。モニター上で刷毛は見えているのですが、体は映っていません。いっぽうで、皮膚を刷毛でなでられている感触はあります。つまり、被験者は透明な体を触られていると感じるのです。

協力した多くの参加者は「透明人間になったような気がした」と報告しました。この状態で、多くの見知らぬ人びとの前に立つと、どうでしょう。興味深いことに、ストレスのかかる場面にもかかわらず、通常よりストレスの程度が低く、心拍数も上がらなかったのです。自分がまわりの人から見えないという錯覚で、ストレスに対する反応が弱まったと考えられます。

他人から見られているというだけで、心の状態がかなり変わるんですね。研究が進めば、人前であがらず実力を１００％発揮できる方法などが開発されるかもしれませんね。

鶴は千年、亀は万年

鶴や亀は寿命が長い生き物の代表で、めでたいものとされています。不吉なことを見聞きしたり、縁起でもないときなどには、「つるかめ、つるかめ」と縁起直しに言ったりもします。

実際の寿命は、ツルは20年から30年、動物園ではもう少し長く生きるそうです。カメは数十年のものが多いようですが、大型のものでは200年を超えるとか。ホッキョククジラも150年以上だそうです。ふつうのクジラはヒトと変わらないので、このクジラは長生きですね。ほかにも、ウニは200年、シャコガイは400年といわれています。クラゲの中には死なないといわれるものもあるそうです。

長生きといえば、今の日本人はどのくらい長生きか知っていますか。世界保健機関（WHO）が2021年に発表した2019年のデータによれば、女性が86・9歳で世界一、男性は81・5歳で世界第2位だそうです。ちなみに、女性の2位は韓国で86・1歳、3位がスペインで85・7歳、そのあと、シンガポール、キプロス、フランス、スイスと続きます。男性は、1位がスイスで81・8歳、2位が日本、3位はオーストラリアで81・3歳です。キプロス、ノルウェーと続きます。

こうしたデータは平均値を示しているので、長生きの人が多くなれば当然延びます。日本人の平均寿命は、年々延びています。遺伝的な原因もあれば、医療の発達など環境的な要素も影響します。最近は、健康に長生きできるかどうかという健康寿命を考えます。「自立した生活ができる寿命」のことです。健康寿命も日本が世界一で74・1歳、2位はシンガポールで73・6歳、3位は韓国で73・1歳だそうです。

でも、いったい人間はどのくらい長生きできるのでしょう。ギネスブックには、122歳まで生きたフランス人のジャンヌ・カルマンさんが記録として登録されています。すごいですね。2016年、アメリカ合衆国の研究チームは、長寿に関する国際的なデータ「Human Mortality Database」に載っている長生きした534人のデータを調べました。

研究チームは、ヒトの最高齢の記録は1968年に111歳になり、1990年代に115歳になったものの、それ以降は最高齢が延びていないことや、近年は寿命の延びがにぶっていることを示しました。彼らは、ヒトは

115歳を超えて生きることはほぼないと結論づけました。

えっ、じゃあカルマンさんはおかしいじゃないかと思われるでしょう。でも、彼女のような例は特別で、めったにないということです。でも、115年もあればじゅうぶんだと思いませんか。先ほどの健康寿命は、まだ80歳まで達していません。これを延ばすことが重要ですね。単に長く生きることをめざすのではなく、健康で充実した日々を送ることを目標にしたいですね。

ストレスと脳の働き

ストレスと脳の働きについて紹介しましょう。ストレスと聞いてまず頭に浮かぶのは、「精神的重圧（プレッシャー）」ですね。ほかには、物理的な意味の圧力や、精神的に少し軽い「緊張」、さらに「強調する」という意味もあります。日本語のストレスは、苦悩や苦痛の意味合いがより近いでしょう。

ストレスを緊張ととらえると、悪いことばかりではありません。スポーツ選手がここいちばんでふだんより力が出せるのは、緊張で集中力が高まるからです。こうした自分で制御できるストレスはいいのですが、自分で解決できなかったり、長期間続いたりするストレスは、体に悪さをします。胃潰瘍ができ、下痢が続き、高血圧や心臓病、うつ病になる確率が高くなります。それだけでなく、脳の働きにも悪影響が出ます。

持っている知識や記憶に基づいて、結果を予測して柔軟に問題の解決方法を見つける能力。それは、わたしたちが社会で目的を達成するために、ひじょうに重要です。アメリカ合衆国の研究者は、仮想空間の街を覚えるという実験で、この能力についてじょうずに調べました。

実験に参加した人に、まずは2日間、仮想空間の街を決められた道順で移動してもらいます。特定の場所にくだものが置かれていたり、有名人や動物がいたりします。それもいっしょに覚えます。そして道順を確実に覚えた3日目に、柔軟性を調べる問題を解いてもらいました。問題は、道順上のある場所から有名人のいるところまで「できるだけ早く」到着することです。じつは、注意深く街を覚えると、決められた道順ではなく、近道があることがわかるしかけになっていたのです。

問題を解くときに、電気ショックを受ける可能性があるグループと、電気ショックを受けないグループとに分けました。すると、電気ショックを受ける人は、より不安を感じ、ストレスホルモンの量がふえていることがわかりました。ストレスを実際に感じていたのです。そしてひじょうに興味深いことに、ストレスを感じていた人は、遠回りになる慣れた道順で移動することが多かったのです。

いっぽう、ストレスを感じなかった人は、近道を見つけて移動することが多いという結果でした。記憶に基づいて、柔軟によりよい解決方法を見つけたのですね。

研究者らは同時に、ｆＭＲＩ（機能的磁気共鳴画像法）で脳の活動を調べました。すると、ストレスを感じず近道を見つけることができた人は、ストレスを感じながら慣れた道順を選んだ人よりも、海馬《かいば》と前頭極皮質《ぜんとうきょくひしつ》の活動が高いことがわかりました。記憶に関係する部位です。ストレスを感じた人も、２回目には近道を見つけることができ、海馬や前頭極皮質の活動も上がっていました。

ストレスがあると海馬や前頭極皮質がじゅうぶんに働かず、記憶に基づいて柔軟に問題を解決することが難しくなるのです。

ストレスは付き合い方次第。プラス思考で、じょうずに乗り切りましょう。

第二章――いつまでも学ぶ

――記憶と学習

短気は損気

　1848年のアメリカ合衆国で、とても悲しく有名な事故が起こりました。フィネアス・ゲージという鉄道工が作業をしていたとき、ダイナマイトが誤って爆発したのです。なんと太さ3㎝、長さおよそ1mもの鉄の棒が、ゲージの左頬から額の上あたりまでを貫通するという大惨事になりました。ゲージは一命を取り留めましたが、それまでと人格が大きく変わってしまったのです。

　事故前のゲージは、有能で責任感が強く、礼儀正しく、計画的に仕事をこなす人物でした。まわりから尊敬され、若くして現場監督をまかされていました。しかし事故後は、発作的で無礼で短気で怒りっぽく、頑固だけど優柔不断で計画性のない行動をとるようになりました。知人は「彼はもはやゲージではない」と言ったそうです。彼は仕事をやめ、自分の頭を貫通した鉄の棒を持って、自分の頭を見せ物にしてあちこち渡り歩いたといわれています。

　当時は脳を詳細に調べる方法がなかったので、彼の脳のどの部分が影響を受けたのか詳しくはわかりませんでした。ただ、貴重な症例だということで、ハーバード大学に彼の頭の骨と鉄の棒が保管・展示されました。のちに、現代の技術であるＭＲＩ（磁気共鳴画像装置）を使って彼の頭の骨を調べたところ、額中央の奥にある前頭葉《ぜんとうよう》が大きく損傷したのだろうと推定できました。

「笑う門には福来る」（１００ページ）で紹介していますが、感情・情動を司るのは、扁桃核《へんとうかく》を中心とした辺縁系《へんえんけい》だとわかっています。実際に扁桃核は、相手の恐怖の表情や叫び声のような情動的な情報に対して強く反応します。この辺縁系の働きを調節しているのが、前頭葉だと考えられています。前頭葉と辺縁系の連係プレーが崩れたときに、情動的で衝動的な行動を抑えられなくなるのです。

交通事故の頭部外傷や脳梗塞などが原因で前頭葉に損傷を受けると、短気になり、急に不機嫌になったりする症状が出ることがあります。また、アルツハイマー病などが原因で前頭葉が萎縮した場合にも、短気になったり無礼な態度をとったりすることがあります。まわりの人は大変ですが、前頭葉の働きが損なわれたことによる症状なのです。前頭葉がうまく働かないと、堪忍袋の緒が極端に切れやすくなるといえるでしょう。いっぽうで、前頭葉と辺縁系の連係プレーがうまくいかないと、うつ病の症状が出るとも考えられています。

前頭葉の働きが損なわれるのは、事故や病気のときだけではありません。脳は使わないと衰えます。逆に、使えば使うほどよく働くようになります。日ごろから楽をせず、前頭葉をよく働かせ、泰然自若といきたいものですね。

昔取った杵柄

記憶にはいくつかの種類があります。そのことがはっきりしたのは、H・Mという患者の症例からでした。

患者は幼いころからけいれん発作があり、どんどんひどくなっていきました。27歳のときには薬も効かなくなり、アメリカ合衆国のコネチカット州の病院で、こめかみの奥に位置する側頭葉《そくとうよう》（海馬《かいば》やそのまわりの領域）を除去する外科手術を受けることになります。手術で発作は治まり、知能指数も術前と比べ変化は見られず、日常生活が可能になりました。手術は成功しましたが、患者は新たな出来事を覚えることができなくなりました。ほんの数分前のことも忘れてしまうようになったのです。なにひとつ覚えられないと思われていたのに、ある種の学習能力は残っていました。自転車の乗り方のような運動学習などには問題がなかったのです。

その後の研究から、記憶は次のように分類されています。

まず、目や耳などから受けた情報が、ほんの数秒「感覚記憶」として保持されます。その中で、特に注意を向けた情報が「短期記憶」に保存されます。そして、何度もくり返し覚えたり、情報を頭でいろいろ整理したりすると、簡単には忘れない「長期記憶」に蓄えられるのです。

長期記憶は、内容を他人に言葉で説明できる「宣言記憶」と、言葉では説明できない運動の技能などの「非宣言記憶」に分けられます。

宣言記憶には、学校で教わる事実などの「意味記憶」と、昨日は誰とどこで何をしたといった「エピソード記憶」があります。この宣言記憶が一般的に記憶とよばれているもので、側頭葉が重要な役割をはたしています。

いっぽうで、自転車の乗り方などの「手続き記憶」とよばれるものは〝体で覚える〟などと表現します。もちろん、脳が学習して脳に記憶されるのですが、大脳基底核《だいのうきていかく》や小脳などの宣言記憶とはことなる領域が関与しています。

認知症の患者さんが、その日の出来事はまったく覚えられないのに、大工道具のかんなを持たせると昔ながらの腕前を見せる、というようなケースがあります。まさに昔取った杵柄、若いころから鍛えた腕前は簡単には衰えないのですね。これも脳のことなる領域が宣言記憶と非宣言記憶に関与しているから起こるのです。

こんな説明を聞いても、記憶がよくなるわけじゃないだろうって。では、どうすればよいか。記憶術はいくつかありますが、まずは、くり返すことです。何かを学習する、つまり覚えるためにはくり返しは絶対です。もうひとつ大事なのは、日ごろから脳を甘やかさないことです。がんばって覚える、がんばって思い出す、そういう努力を続けると、脳の力が回復することが知られています。

門前の小僧習わぬ経を読む

「門前の小僧習わぬ経を読む」とは、日ごろから見たり聞いたりしているものはいつの間にか覚えてしまうものだ、という意味です。

じょうずに記憶する方法を考える人は、昔からいました。中でもはっきりした効果のある方法は、視覚的に映像として覚える方法です。結婚披露宴のような場で誰がどの順番に座っていたか、席次表を思い出せなくても、そのときのようすを映像として思い出すと、「わたしの右隣が川島さんで、その隣が泰羅《たいら》さん、そして泰羅さんが隣の石塚さんにビールを注いで……」というふうに思い出せますね。文字で覚えるより、映像で覚えるほうが記憶に残りやすいのです。これを応用した記憶法があります。実際にやってみましょう。

あなたの通勤路は、家を出て、郵便局の角を左に曲がり、警察署の角を右に曲がり、コンビニエンスストアの前の信号を越えて、川にかかった橋を渡り、最後に坂道を上るルートです。あなたは今日、やり残した書類の整理をして、商談相手にメールを送り、届いた新製品の確認をして、新しく雇う人の面接をしなければなりません。最後にプレゼントのＤＶＤを買って帰宅します。これらのことを通勤路に順番に配置しましょう。

まず、郵便局の入り口に山積みの書類があります。警察署の駐車場にはパソコンがあり、コンビニエンスストアの棚には新製品があり、橋にはスーツ姿の若者が座っています。坂道にはＤＶＤが散乱しています。もちろんでたらめですが、無理にでもイメージしてください。突拍子もないイメージほど覚えやすいでしょう。あとは、いつものように出勤しているイメージをします。郵便局の角を曲がろうとすると書類が目に入り、その後も順番にやるべきことがらが浮かぶでしょう。この方法、さらに優れたところがあります。途中からでも「出勤」できるし、逆に「帰宅」することもできるのです。是非、一度試してみてください。

このほかの、覚えるコツをまとめます。

(1)対象に興味を持つ。好きこそもののじょうずなれです。

(2)覚える対象を体系化する。例えば、パンダ、スイカ、ソウル、ゴーヤ、アユ、名古屋の６つを覚えるとします。このとき、野菜(スイカ、ゴーヤ)、地名(ソウル、名古屋)、動物（パンダ、アユ）とまとめると、それぞれの項目数が減り、覚えやすくなります。

(3)意味づけする。語呂あわせも含みます。例えば、豊臣秀吉の天下統一は、「戦国丸めて（1590年）天下統一」と覚えます。

(4)いろいろな感覚や運動を使うこと。英単語を覚えるなら、見るだけではなく、発音しながらペンで書くと効果的です。

(5)何度もくり返すこと。反復すると、脳の神経細胞どうしのつながりがどんどん強くなるのです。

ロシアにいた記憶術家は、あまりにもすばらしい記憶力であったため、忘れることができずに悩んだといいます。彼の編み出した方法は、忘れたいことを黒板に書いて、それを消しているところをイメージすることだったそうです。

勉強の分散効果

みなさんに、効率的な勉強法のひとつを紹介しましょう。

一度にまとめて勉強するのがよいのか、それとも何回かに分けて勉強するのがよいのか。いったい、どちらがいいのだろうと考えたことはありませんか。また、学んだことをすぐに復習するのがよいのか、少しあとのほうがよいのかも気になりますね。

じつはこうした問題は、100年以上前にすでに研究されていました。結論からいえば、何回かに分けて勉強するのが効率よい勉強法です。この効果を、分散効果とよんだりします。

アメリカ合衆国の研究者は、a、b、b、c、c、cの6文字を使った並べ方がいく通りあるのか（順列）を求める方法を、大学生に学習してもらいました。全部で10問を学習するのですが、10問を一度に学習するグループ（2回目の勉強がない）と、まず5問勉強（最初の勉強）してから1週間空け、さらに5問勉強（2回目の勉強）するグループで、テストの成績を比較しました。

1週間後のテストでは、正答率は70パーセント程度で差がありませんでした。

ところが1か月後におこなったテストでは、一度に学習したグループの正答率が32パーセントだったのに対して、2回に分けて勉強したグループの正答率は64パーセントと結果がよかったのです。分散学習すると、学習内容が長く残るといえます。

ほかの研究では、小学1年生を対象にしたものがあります。2週間にわたり、1日に6分ずつ読み方を教えました。まとめて6分間勉強するグループと、3回に分けて2分ずつ勉強するグループで比べると、3回に分けて勉強した子どもの読み方がより上達したのです。

分散効果は、勉強するべきものを2つや3つに分ける、ということに限ったものではありません。2回目の学習を「復習」に置き換えてもいいのです。つまり、定期試験の範囲を8時間かけて一度で勉強するより、4時間でひと通り勉強したのち、少し日にちを空けてもう4時間復習すると、やはり分散効果が得られます。

また、ここで紹介したとおり、大学生でも小学生でも効果が認められています。中学生でも高校生でも、大人でも高齢者でも、効果があります。また、単語の記憶でも、数学でも、運動技能でも効果の報告があります。

では、最初と2回目の勉強の間に、どのくらいの時間を空ければよいのでしょう。30分よりは1日、1日よりは1週間と、長くなればなるほど効果が大きいと言う人がいます。いっぽうで、2回目の勉強からテストまでの時間によって適当な間隔が変わると言う人もいます。実際のテストを考えると、1か月や2か月も間隔をとるのは現実的ではありませんね。1日から数日で効果があるという報告もあるから、無理のない計画を立てましょう。もちろん、3回、4回とくり返せば、それだけ効果が上がります。

明日のテストのために、いっきに徹夜で勉強する必要もたまにはあるでしょうけど……。是非、分散効果も活用してみてください。

過ぎたるは猶《なお》及ばざるが如し

「過ぎたるは猶及ばざるが如し」とは、何につけてもほどほどが大切で、度が過ぎるのは足りないことと同じようによくない、という意味ですね。でも、生物の発達に関しては、この言葉が当てはまらないことがあります。

突然ですが、お母さんのおなかの中にいるときに、胎児の手がどのように形づくられていくかご存知ですか。

胎児のある時期に、肢芽《しが》とよばれる突起ができます。この肢芽が、将来的に手足になります。ところが、肢芽はドラえもんの手のようなもので、指などの突起がない状態です。発達が進むと、だんだん手に近い形になっていきます。指と指の間に水かきのようなものがある状態になり、もっと発達が進むと水かきがなくなって5つの指に分かれるのです。最初から5つの指のある小さな手が大きく育つわけではないのです。

こうして、じょじょに5本の指が形づくられていくのですが、じつはこのとき余分な細胞がどんどん死んでいきます。水かきがなくなるときには、水かきの細胞が死んでいくのです。こういう変化はあらかじめプログラムされているものでプログラムされた予定どおりの細胞の死を「アポトーシス」とよびます。つまり、手を形づくるために、余分な細胞までつくっておいてから、削っていくことにより完成させるという方法をとっているのです。指のある動物であれば、鳥でもほかの動物でも同じように発達が進みます。

じつはこの余分な、過ぎたる細胞をあらかじめつくっておく方法が、脳の発達でも活用されています。

脳の中ではおよそ1000億個もの神経細胞（ニューロンともよびます）どうしがひじょうに複雑に結びついています。神経細胞にはそれぞれ、情報を受けとるアンテナと、受け取った情報を次に伝える電線の役割をする突起がついています。1個の神経細胞が持つアンテナは平均して1000本、電線は通常は1本です。神経細胞から出ているこれらの突起の長さを脳全体で合計すると、なんと100万キロメートルにも達するそうです。

それほど複雑な配線を、いったいどのようにつくりあげるのでしょうか。こんなに複雑な配線をどうしてまちがわずにできるのだろうと感心しますよね。

複雑な配線は、初めに過剰な配線をつくることから始まります。つまり、最初は不要な配線がたくさんある混線状態なのです。それが、やがて必要な配線だけが強められ、それ以外は除去されていきます。この過程を「シナプスの刈り込み」とよびます。シナプスとは、神経細胞が情報の受け渡しをする場所のことです。まさに、余分な枝を切り落とす刈り込みの作業と同じですね。こうして神経細胞の結びつきが成熟していくのです。

では、どういう配線が残されるのでしょう。ひとことでいえば、役立つ配線が残されます。使われる（機能している）配線は残され、使われない配線は弱くなったり、なくなったりします。そして、使えば使うほど強い結合になるのです。配線がひじょうに多く複雑な脳の神経回路は、一見するとむだに思えるような過剰な配線をつくってから、必要なものだけを残すという方法でできあがるのです。「過ぎたる」と「及ばざる」はまったくちがいますね。

良薬は口に苦し

「良薬は口に苦し」といいますが、良薬ってほんとうに苦いものなのでしょうか。このことわざが正しい例を紹介します。

みなさんは、どんな食べ物が好きですか。甘いものや脂っこいものは、腹側《ふくそく》被蓋野《ひがいや》に働きかけるのでやめられなくなると、10ページでお話ししましたね。だから、どんどん食べるようになり、肥満になります。でも、もし、好きな食べ物が体によければ言うことないですよね。

チョコレートが体にいいという話を聞いたことはありませんか。甘くておいしいチョコレートを食べると、動脈硬化を予防する、コレステロール値を下げる、癌を抑制するなどの効果があるといわれています。また、集中力を高めたり、記憶力を高めたりするという話もあります。言うことないですね。

2014年10月、アメリカ合衆国の研究者たちが、カカオに多く含まれるフラバノールという物質が、高齢者の記憶力を高めるという報告をしました。

彼らはまず、加齢とともに海馬《かいば》の歯状回《しじょうかい》という部分が減少することや、研究で使った記憶テストにおける反応の速さが海馬の大きさと比例すること、つまり、このテストの成績が加齢とともにじょじょに悪くなることを確認しました。そして、50歳代と60歳代の実験参加者を大きく2つのグループに分けました。あるグループの参加者は、3か月にわたって1日900㎎のフラバノールをサプリメントとして摂取し続けます。もうひとつのグループの参加者は、1日45㎎を摂取しました。さらに、それぞれのグループを、週に4日にわたって1時間のエアロビクス運動をするグループとしないグループに分けたのです。

3か月後に脳を調べると、フラバノールを多量に摂取した参加者は、海馬の体積が以前よりふえていました。それだけでなく、記憶テストにおける反応も速くなったのです。いっぽう、運動の影響は見られませんでした。この結果から、フラバノールを食品として摂取すると、海馬の体積がふえて機能が増強され、加齢による認知機能の低下が改善される可能性が示唆されました。

チョコレートに関する興味深い調査結果は、2012年にもイギリスの有名な医学雑誌に報告されています。さまざまな国のチョコレートの消費量と人口あたりのノーベル賞受賞者数の関係を調べたものです。報告によると、チョコレート消費量がもっとも多いスイスでは、1人当たり日本人の約6倍のチョコレートを食べているのですが、ノーベル賞受賞者数は人口当たり日本の約30倍も多かったのです。

じつは、お茶やワインにもフラバノールは含まれています。お茶カテキンもフラバノールのひとつです。日本人もお茶なら負けないはずだと思いますよね。でも、残念ながらお茶やワインの消費量とノーベル賞受賞者数とは関係がないことが、べつの研究から示されました。カカオのフラバノールは、働きが少しちがうのかもしれません。でも、気をつけてください。市販されているチョコレートは、カカオの成分を除いているものが多くあります。そう、フラバノールは苦いのです。まさに、良薬は口に苦し。甘いだけのチョコレートでは効果は期待できません。

彼方《あちら》を立てれば此方《こちら》が立たず

「彼方を立てれば此方が立たず」とは、片方の面目を保とうとすると、もう片方の面目が保たれない、つまり、両立が難しいことを意味します。記憶においても、2つの競合するものは両立しないという話を紹介します。

2015年4月に発表されたイギリスの研究では、2つの記憶が競合する状況をわざとつくって実験しました。彼らは、1つの単語に2つの写真を結びつけて覚えるよう、20歳から32歳の実験参加者24人に頼んだのです。

例えば、「砂」という単語に、まずマリリン・モンローの顔写真を関連づけて覚えてもらい、少しあとに帽子の写真を関連づけて覚えてもらいました。「骨董」という単語には、ゴーグルとアインシュタインの顔というように、合計72の単語それぞれに写真を2枚ずつ、合計144枚の写真を用意しました。写真の種類は、顔か、物か、風景でした。

その後、それぞれの単語と関連づけられた2枚の写真のうち、先に覚えた写真が、「顔」「物」「風景」のどの種類だったかを思い出す、種類当てテストをおこないました。「砂」なら、マリリン・モンローの顔写真を先に覚えたので「顔」

と答えるのが正解です。思い出すのは最初の1枚だけなので、2枚目の写真は邪魔な記憶になります。

種類当てテストは、4回くり返されました。「思い出す」という作業が、記憶に与える影響を調べるため、このテストには72の単語すべてを使ってしまわず、あとで比較するために残しておきました。

いっぽうで、覚えた写真とよく似たべつの写真を並べて示し、どちらが実際に覚えた写真かを答えてもらう、本物当てクイズもおこなわれました。例えば、「砂」と関連づけて覚えたマリリン・モンローの写真と、それとはべつのマリリン・モンローの写真が並べられます。このクイズでは、144枚の写真すべてを出題しました。つまり、単語と関連づけて2番目に覚えた写真についても調べたのです。

おもしろいことに、それぞれの単語と関連づけた1枚目の写真に対する本物当てクイズの成績は、種類当てテストで思い出す作業をしたものと、出題されなかったものとで変わりがありませんでした。努力して覚えたのになぜ、という感じですね。

いっぽう、2枚目の写真に対する本物当てクイズの成績はどうでしょう。種類当てテストに出題されたために邪魔な記憶となった写真の正解率は、種類当てテストに出題されなかった単語の写真より低くなっていたのです。研究者たちは、次のように考えました。

「砂」という単語には、マリリン・モンローと帽子が関連づけられている。「砂」からマリリン・モンローを思い出すためには、帽子の記憶が邪魔になる。だから、マリリン・モンローを思い出すという作業において、帽子の記憶が薄れた可能性がある。邪魔な記憶を薄れさせると、それ以降に思い出したい記憶を取り出すときに、より正確に簡単にできるのではないか、と。

彼らはこの可能性をｆＭＲＩ（機能的磁気共鳴画像法）で確かめました。腹《ふく》側《そく》視《し》覚《かく》皮《ひ》質《しつ》は、それぞれの写真を思い出すときに特徴的な活動を示すことがわかっています。彼らは、１枚目の写真を思い出すと2枚目の写真を思い出すときに見られるはずの特徴的な活動が減少していくこと、この減少が大きいと2枚目の写真をまったく思い出せなくなることを見つけました。

あることを思い出すと、べつのことを忘れることがあるんですね。うまく応用すれば、余分な記憶や忘れたい記憶を積極的に消すことができるかもしれません。

くり返すことの大切さ

脳の研究をしているとしばしば、「どうすれば勉強やスポーツの成績が上がりますか」と聞かれます。「簡単な方法があれば、わたしが教えてほしいくらいです」と、いつも答えています。でも、まちがいなく言えることがひとつあります。くり返すことです。

脳の中で情報を伝える役割をはたしている主な細胞は、神経細胞です。情報を伝える側の細胞と受け取る側の細胞の間に、受け渡し専門に特殊化したシナプスとよばれる接触点があります。

神経細胞にはおもしろい特徴があります。細胞Aが細胞Bに情報を伝えるとします。Aの情報を受けてBが興奮する（反応する）ことをくり返すと、2つの細胞の結びつきが強くなり、情報の受け渡しの効率がよくなるのです。これはある人があいさつをして、返事をもらうことをくり返すと、2人の仲がよくなっていく人間どうしの結びつきと似ていますね。

この情報のやり取りをくり返すことによって、シナプスでの神経細胞どうしの結びつきが強くなるという脳の中の変化こそが、学習であり、記憶だといえます。

日常生活に目を向けてみましょう。例えば、自転車に乗る練習をします。最初はバランスをとるのと同時に足でペダルをこぐことが、なかなかうまくできません。でも、少し乗れるようになってから、何度もくり返し練習すると、いとも簡単に乗れるようになりますよね。逆上がりの練習でも、算数の計算の練習でもいっしょです。できるようになってから何度もくり返し練習することで、脳の中で神経細胞どうしの結びつきがどんどん強くなって、しっかりと身につくのです。

多くのことを学び、それをくり返し練習し、脳の変化としてどれだけしっかり残せるかが大切です。スポーツにも、学問にも王道なし、ですね。

ところが、脳の学習能力には想像を超えるものがあります。実際にやらなくても、やっているつもりになれば学習できるのです。なんのことかって。多くのスポーツ選手がやっているイメージトレーニングのことです。

20年以上前に、興味深い実験がアメリカ合衆国でおこなわれました。まず学生にバスケットボールのフリースローをやってもらいました。そして学生を3つのグループに分けたのです。その後の30日間を、1つのグループはフリースローの練習をくり返し、もういっぽうのグループは何も練習をせずに過ごし、残りのグループは目を閉じてフリースローを成功させるイメージトレーニングをしてもらいました。30日後に再びフリースローのテストをすると、練習をしたグループだけではなく、イメージトレーニングをしていたグループも同じくらい成績が上がったのです。

練習や勉強をくり返すことで必ず上達します。それにうまくできている自分をイメージすることでさらに効率が上がるようです。

寝ている間の学習

突然ですが、みなさんはものぐさだと言われたことがありますか。わたしはものぐさだと、よく言われました。実際、無精ひげが生えていることが多いくらいです。

でも、ものぐさにはよいこともあると思っています。何かをするのが面倒だなと思えば、なんとか楽をする方法を工夫します。そう、ものぐさは発明につながるのです。京都大学の大先輩、森毅先生は『ものぐさ数学のすすめ』という本を出版されています。

さて、昔からものぐさな人が考えそうなことに、眠っている間になんとか賢くなる方法はないかなあ、というのがあります。ものぐさでなくても思うかもしれませんね。寝ている間に新しいことを覚える睡眠学習について考えてみましょう。

まずは、眠りについて少し説明します。眠りは、浅い眠りから深い眠り、さらに脳や筋肉が起きているときと同じように反応する特殊な眠りがあります。この特殊な眠りのときには、眠っている人の目がきょろきょろと動いています。

「速い目の動き」を意味する英語の頭文字から、レム睡眠とよばれます。このとき、わたしたちは夢を見ます。

最初は浅い眠り、そしてじょじょに深い眠りになり、浅い眠りに戻り、レム睡眠に入る、このサイクルを3〜5回くり返します。1回がだいたい1時間半です。3回目や4回目は、深い眠りが少なくなります。

眠りは、休息や成長に重要です。さらに、学習した内容をしっかり脳に記憶するためにも重要です。でも、眠っている間に新しいことを学習できるかどうかは、研究結果がばらばらで、よくわかっていませんでした。

フランスの研究者は、眠っている間の学習は可能で、眠りの状態で結果が変わると報告しました。彼らは、20人を対象として、寝ている間にある音を聞かせ、それを目が覚めたあとに覚えているかを調べました。その結果、レム睡眠か浅い眠りのときに聞いた音は、初めて聞く音と比べて正確に素早く聞き分けられました。つまり、聞いた経験が残っていたのです。いっぽう、深い眠りのときに聞いた音は、目が覚めるとうまく思い出せませんでした。覚えることに悪影響が残ったのです。

これまで睡眠学習についての研究結果がばらばらだったのは、いろいろな眠りの状態で調べていたからかもしれません。音の学習だけでなく、ほかの学習ではどんな結果が出るか楽しみですね。それにしても、学習にいい眠りと悪い眠りがあるなんて驚きです。

えっ、学習にいい眠りがいつなのかわからないって。そうですよね。でも、ちゃんと眠っているなら、眠りについてから4時間も経てば学習に向かない深い眠りは少なくなります。保証はできませんが、そのころに音楽や外国語を聞くと学習が進むかもしれませんね。わたしも試してみようかな。

覆された定説

わたしたちの神経細胞（ニューロン）の大部分は、生まれるまでに脳の所定の位置に並び、基本的には大きく入れかわったり、ふえたりしないと考えられます。この特徴は、体の細胞の特徴とは大きくことなります。

例えば、けがをして皮膚がめくれてしまっても、しばらくするとその部分を埋めるように体の細胞はふえます。ところが、なんらかの原因で脳のある場所のニューロンが死んでしまっても、その場所を埋めるようにニューロンはふえません。なぜでしょう。

ニューロンは、わたしたちがいろいろなことを経験・学習して、それを記憶することに関係しています。どのニューロンがどのニューロンとどのように結びついているのかが、大変重要なのです。ニューロンの結びつき方が変わるということは、シナプスという接触点での情報の受け渡しの効率が変わるということを意味します。

一般的に細胞がふえるときには、いったん丸くなって、遺伝子のコピーをつくり、2つにわかれます。このしくみからすると、ニューロンがふえようとする場合、せっかく築きあげてきたニューロン同士の結びつきをすべて切って、丸くならなければなりません。つまり、ニューロンをふやすためには、これまでの学習や記憶を捨て去ることになってしまいます。だから、おそらく長い進化の過程で「ニューロンは簡単にふやさない」という規則がつくられたのでしょう。

ところが20世紀の終わりごろに、スウェーデンとアメリカ合衆国の研究者は、亡くなった人の脳を詳細に調べることで、ヒトの脳でも記憶に重要な海馬《かいば》という場所ではニューロンが新しく生まれていることを確認しました。大人の脳でも新しくニューロンができることは、ほかの動物でも確認され、「ニューロンはふえない」という考えは必ずしも正しくないことがわかってきました。

「ニューロン新生」とよばれるこの現象は、記憶や精神疾患と深い関係があるだろうと考えられています。ただ、どのような役割を持っているのか、ヒトで実際にどの程度起こっているのかなど詳しくわかっていませんでした。そこで、スペインの研究者らは、45人のアルツハイマー病患者（52〜97歳）と13人の脳に疾患を持たない患者（43〜87歳）で、海馬におけるニューロン新生を調べました。

その結果、90歳を超えても海馬で新しいニューロンができていることがわかったのです。ヒトの脳はすごいですね。いっぽうで、アルツハイマー病の患者では、病気が進行するとニューロン新生も少なくなっていることがわかりました。

ヒトの脳ではニューロン新生がそれほど起きないという、これまでの研究結果と合わないところがありますが、研究者らは最先端の技術を使った研究で初めてはっきりした結果を出せたと考えています。

ヒトの脳は何歳になっても新しいニューロンができるって、うれしいですね。また、ニューロン新生が少なくなることがアルツハイマー病の原因なのか、あるいは結果なのかはわかりませんが、さらに研究が進むとアルツハイマー病の進行を止める薬の開発につながっていくことが期待できます。

インターネットと記憶や注意力

家の中で過ごす時間が長くなると、インターネットを使う時間がどうしても長くなりますよね。ゲームや動画視聴、SNSに長い時間を費やすと、費やした時間に比例するように学業成績が悪くなっていきます。明らかに、脳に悪影響がありそうです。デジタル化した環境の中で、映画を見ながらネットサーフィンをするなど、複数のデジタルメディアを同時に視聴することで、さまざまな悪影響が出ています。

アメリカ合衆国の研究チームは、18~26歳の80人の若者を対象として実験をおこないました。コンピュータの画面にさまざまな画像を提示して、快か不快か、あるいは、大きいか小さいかを判断してもらいます。待ち時間ののち、もう一度さまざまな画像が提示され、前に見た画像と比べて快か不快か、大きいか小さいか、見たことがあるかないかを答える記憶テストをしました。

研究者たちは実験の最中に、実験参加者の注意レベルを調べました。注意レベルは、後頭部の脳波（アルファ波）と瞳孔の大きさをもとに調べることができます。それにくわえて、1週間当たりの複数のデジタルメディアの同時使用、注意欠陥多動性障害の症状、衝動性、ゲームの利用、記憶や注意などに関するアンケートもおこないました。

実験の結果、前半の実験で画像を見て判断しなければならないタイミングに注意レベルが低下すると、待ち時間ののちにおこなう記憶テストの成績が悪くなることがわかりました。また、覚えることに関係すると考えられる脳の反応も減弱することがわかったのです。

さらに、複数のデジタルメディアの同時使用の傾向と記憶テストの成績や注意レベルとの関係も調べました。その結果、より重度に複数のデジタルメディアの同時使用をおこなっている人ほど、注意レベルが低く、記憶テストの成績も悪いことがわかりました。

今回の結果は、物忘れが多い若者と少ない若者の差をある程度説明できるものです。複数のデジタルメディアを同時に使用することが多い人は、注意散漫の傾向が強くなり、出来事をうまく記憶できなくなる可能性があるのです。

インターネットなどは、じょうずに活用すればさまざまなことが可能となる、ひじょうに便利なものです。いっぽうで、使い方をまちがうといろいろなマイナスがあることがわかってきています。依存は論外ですが、複数メディアを同時に使わない、長時間使わないなどの配慮が必要ですね。

わたしも映画を見ながらスマートフォンでメールを確認したりすることがあります。物忘れは年齢のせいだけではなさそうです。気をつけなきゃ。

第三章 続けることの大切さ ——やる気の持ちかた

恋は思案の外《ほか》

誰しも美しい人に憧れ、美しい顔を手に入れたいと考えます。いったい、美しい顔とはどういう顔でしょう。

イギリスの研究チームが興味深い研究をおこなっています。多くの男性の顔写真を集めて「男性の平均的な顔」を、多くの女性の顔写真を集めて「女性の平均的な顔」をそれぞれコンピュータで合成しました。2つの顔の特徴を比較すると、男性らしい特徴と女性らしい特徴がわかります。例えば、女性はより大きな目や細い顎、男性はより濃い眉や大きな鼻、大きな顎というように。そこで、コンピュータを使って平均的な男女の顔をより女っぽくしたり、男っぽくしたりして見てもらいました。すると、男性も女性も、「より女っぽい女性」や「より女っぽい男性」を好ましいと答えたのです。つまり、女性の特徴を強調すると、人びとがより好ましいと感じる顔になるのです。

続く研究では、若い女性を対象に性周期の影響を調べました。なんと、女性は妊娠の確率が低い時期と高い時期とで、好みが変わったのです。妊娠の確率が高いときには、そうでないときと比べて、より男っぽい男性を好ましいと答えました。男らしい特徴は、群れの中での順位が高いことを示し、家族を守る強さを示すという考えがあります。また、顔と体の大きさのバランスは、子どもから大人へと年齢によって変化していきます。多くの男性は25歳の女性の顔のバランスを好むそうです。

　では、美しい顔を見たときに脳のどこが反応しているのでしょう。わたしたちは、男性にいろいろな女性の顔写真を見てもらい、魅力的かどうか判断してもらう実験をおこないました。ＰＥＴ（陽電子断層撮影装置）を使って、判断するときの脳の反応を調べたのです。すると前頭眼窩皮質《ぜんとうがんかひしつ》などが、魅力的だという判断と関連して反応していました。前頭葉《ぜんとうよう》が美しい顔の判断に関係することを初めて見つけたのです。

　その後、アメリカ合衆国のグループも同性愛者ではない若い男性に美しい女性の顔を見せてｆＭＲＩ（機能的磁気共鳴画像法）で調べました。すると、前頭葉以外に、食べ物やお金といった報酬に反応することが知られている側坐核《そくざかく》などの場所が反応していたというのです。このアメリカ合衆国のグループは、女性だけでなく、男性の顔写真も実験に使いました。そして、美しいかどうかだけでなく、自分が見たい写真かどうかも判断してもらいました。すると、実験参加者は美しい女性の写真は見たいと答え、男性の顔は美しくても見たくないと答えたのです。報告によれば、美しい女性の顔を見るために、ある実験参加者は10分間でなんと１５００回もボタンを押したそうです。これは報酬を求めてネズミがやみくもにボタンを押す回数に匹敵します。

「恋は思案の外」という言葉があります。恋愛感情は思慮分別とはべつのもの、つまり理性や常識では説明できないものだという意味です。脳活動を調べた結果や実験参加者の行動から、美しい女性の顔は男性にとって食べ物やお金と同じくらいの〝報酬〟であったと考えられます。だから、「恋は思案の外」になって理性を失ったのかもしれませんね。

もちろん、わたしたちは顔だけでパートナーを選ぶわけではありません。性格や能力、そのほかさまざまな条件を考慮します。何を重視するかは人によってことなるので、ご心配なく。いずれにしろ、好きな相手の顔を見るだけで報酬をもらった気持ちになるのです。やる気につながるのも納得ですね。

酸いも甘いも噛み分けた

人生経験をじゅうぶんに積んで人情の機微に通じ、世の中の表も裏も知っている。そんな酸いも甘いも噛み分けている場合、わたしたちは過去の経験（記憶）に基づいてさまざまな判断や評価を下すことができます。でも、多くの場合、それほどじゅうぶんな経験を積んでいるわけではありません。そういうときは、過去の記憶がない状態で判断や評価を求められます。

例えば、ポルトガルに行ってレストランに入り、食べたことのない料理名が並ぶメニューの中から注文する料理を選ばなければなりません。みなさんなら、次の料理のどちらを注文しますか。パカリャウ・ア・ミニョータ（タラの塩漬けの干物のパプリカ揚げで、フライドポテトやオニオンリングを添えたもの）。パカリャウ・ア・ブラス（干しタラとネギとフライドポテトの卵とじ）。「どんな味だろう」と、想像力を働かせないといけないので悩みますね。

イギリスの研究者たちは、こうした経験したことのない食べ物を評価するときに、どのように脳が働いているかを調べました。例えば、赤味噌味のプリンやわさび味生クリームのショートケーキなどです。こうした食べ物は食べたことがないので、その素材から味を想像して評価することになります。

えっ、イギリスの研究者が赤味噌を使ったのか、って。いえいえ、実際はアボカドやクランベリー、ゼリーなどでした。赤味噌を例に使えば、みなさんが想像しやすいと思ったのです。おいしくなさそうですって。これは失礼。

実験に戻りましょう。まず彼らは、赤味噌プリンとわさび味生クリームのショートケーキのどちらを選ぶかを尋ね、脳の反応を調べました。すると、おでこの奥にある内側前頭前野《ないそくぜんとうぜんや》という場所が反応していました。この内側前頭前野は、ものの価値を評価することに関連している場所です。

次に、同じものをくり返し提示すると反応が弱くなっていくという、よく知られた脳の特徴を利用し、わたしたちが経験したことのない味をどのように想像するのかを調べました。

初めに、実験前に食べたことがある材料、つまり、赤味噌、プリン、わさび、ショートケーキなどをべつべつに提示します。その直後に、経験したことのない食べ物、つまり、赤味噌プリンやわさび味生クリームのショートケーキを提示しました。このとき、２つの条件をつくりました。１つは、赤味噌を提示した直後に赤味噌のプリンを提示する、材料と食べ物に関連を持たせる条件。もう1つは、わさびを提示した直後に赤味噌プリンを提示する、材料と食べ物に関連を持たせない条件です。こうして脳の反応を調べると、海馬《かいば》と内側前頭前野は、材料と食べ物が関連を持つ条件で反応が弱くなり、関連を持たない条件では変化がありませんでした。

つまり、赤味噌に続き赤味噌プリンを提示されることは、赤味噌だけを2回提示されるのと同じような脳の反応だったのです。彼らはこの結果から、わたしたちが赤味噌プリンを想像するときには、海馬と内側前頭前野にある既知の素材の記憶から、新たな味を想像しているのだと考えました。経験したことのない味は、海馬や内側前頭前野が過去の素材の記憶を組み合わせて想像し、内側前頭前野で評価していると解釈できます。

こうした脳の働きは、けっして食べ物の味に限るものではないでしょう。あれとこれを組み合わせると、どういう新しいものができるのか、いろいろと想像してみるのは楽しいですね。さまざまな発明につながる可能性もあります。酸いも甘いも噛み分けた人になるには、新しいことをいっぱい経験して、たくさんの引き出しを持ち、脳が成長する、つまり人として成長することが大切です。わたしにはまだまだ修業が足りないようです。

鉄は熱いうちに打て

「鉄は熱いうちに打て」というように、何をするにも、どんな世界でも、タイミングはひじょうに大切です。

昔から、頭をよくするにはどうすればよいかということが話題になります。頭のよさを測るための誰もが納得する指標はありませんが、よい脳かどうかのひとつの指標は、神経細胞（ニューロン）が情報を効率よく次に伝えることができるかどうかだといえます。

効率よく伝わるかどうかは、神経細胞どうしの関係に依存します。神経細胞どうしが何度も情報を受け渡している「なかよし」の関係だと、受け渡し場所（シナプス）の反応性が少しずつよくなり、情報の伝達が効率よくなります。いっぽう、情報の受け渡しをあまりやってこなかった「なかよしでない」関係だと効率よく伝わりません。

神経細胞の情報のやり取りは、多くの場合、細胞Ａが化学分子を細胞Ｂに渡します。すると、受け渡し場所で細胞Ｂに電気的変化が起こります。細胞Ｂが何度もくり返し化学分子を受け取ると、細胞Ｂの電気的変化が大きくなり、それが積み重なってある程度以上になると、細胞Bは熱い鉄のような状態に変化します。この状態でさらに情報を受け取ると、細胞Aから細胞Bへの受け渡し場所の反応性がよくなり、細胞どうしがさらになかよしの関係になります。つまり、細胞どうしの関係をより強固なものにするには、熱い状態の神経細胞に情報が受け渡される必要があるのです。

このように、2つの神経細胞の情報伝達の効率が長期間に渡って高くなる現象は1960年代に発見され、「長期増強（LTP）」として知られています。これは、わたしたちが新しいことを学習して覚えたり、すでに身につけたことをさらに上達させたりするときに必要な、神経細胞の基本的な性質と考えられています。このように、環境に合わせて脳が柔軟に変化することを「神経細胞の可塑性《かそせい》」とよびます。可塑性で、これまでなかがよくなかった細胞どうしがなかよくなることも説明できます。

みなさんは、パブロフのイヌの話をご存知ですね。えさを見るとよだれを垂らして喜ぶイヌに、えさを与えると同時にベルを鳴らすことをくり返すと、ベルの音だけでよだれを垂らすようになります。もともと、えさを見て働く細胞Aと、よだれを垂らす細胞Bはなかよしでした。だから、細胞Aからの情報を受け取った細胞Bは熱くなります。このときに細胞Bは、ベルの音を聞く細胞Cからの情報も同時に受け取ります。細胞Bは熱くなっているから、なかよしでなかった細胞Cとの関係も「まちがって」よくなっていくのです。

脳には、同時に起こることを関係づける性質があります。例えば、あなたが付き合い出した恋人と寄席に行ったり、コメディ映画を観たりすると、恋人はあなたをおもしろい人だと思い、絶叫マシンに乗ったり、サスペンス映画を観たりすると、あなたをはらはらさせる人だと思います。

わたしたちの生活と同様、それぞれの人の脳の神経細胞は、その人のこれまでの学習や記憶を反映したものにつくりあがります。だから、何度もくり返し練習した人ほど、なかよしのたくさんいる神経細胞の詰まったよい脳になるのです。人それぞれ経験や記憶がことなるように、脳もふたつと同じものはありません。なかよしの多い神経細胞をふやして、よい頭をめざしてください。

そうは問屋が卸さない

客がいくら安く売ってほしいと頼んでも、問屋は簡単には望みどおりの値段で卸売りをしてはくれません。そこから転じて、ものごとがやすやすとは思いどおりに運ばないことを「そうは問屋が卸さない」といいます。

でも、思いどおりにならないからこそ、わたしたちは学ぶことができるのです。一般的に、動物もヒトも、報酬を得るために行動します。報酬とは、えさや水のときもあれば、異性のときもあります。ヒトなら、お金や名誉、地位なども含まれますね。

わたしたちは、あることをしたら「これくらいの報酬が得られるだろう」と予測します。ところが多くの場合、期待とはちがった結果(報酬)になります。「そうは問屋が卸さない」のです。ある学習理論では、この予測と実際の報酬量の差(専門的には予測誤差といいます)は、学習に不可欠な情報だと考えられています。

あるときに予測よりも多くの報酬を得たなら、「あっ、こんなにもらえるんだ」と思って学習は促進されます。予測どおりの報酬なら、報酬の量は当然なので学習は収束するでしょう。予測したよりも少ししか報酬が得られなかったら、がっかりして「これだけしかもらえないなら、この行動はあまりよくないな」と学びます。このような学習は、「強化学習」とよばれます。脳が強化学習をどう実現しているのかは、長い間わかっていませんでした。

今世紀に入る少し前、当時スイスにいた研究者が、サルを使って強化学習のしくみを調べました。彼の一連の研究から、ドーパミンとよばれる物質が深く関わり、大脳基底核《だいのうきていかく》やそれに関連する脳の領域が重要であることがわかったのです。この研究をきっかけに、その後は日本人を含めた多くの研究者たちが、報酬に関する脳の働きをさまざまな角度から明らかにしてきました。

いっぽうで、学習する基盤となるのは報酬だけではありません。そう、痛みなどの罰もひじょうに重要です。わたしたちは、ある程度の罰を予測し、実際の罰の大きさや量と、予測した罰との差を学習に使うのです。

２０１４年11月、アメリカ合衆国の研究者らは、ヒトを対象に罰に関する予測誤差が脳のどこにあるかを調べた結果を発表しました。

彼らは、23人の実験参加者に「痛みを回避する」作業をしてもらいました。作業は簡単で、画面上の丸と四角のどちらかを選ぶものです。それぞれの図形を選ぶと、ある確率で痛みを感じるくらいの熱が腕に与えられます。この確率は時々刻々と変わるのです。あるときは丸を選ぶと高い確率で痛みを与えられ、四角だと確率は低いのですが、逆転したり、どちらも高くなったりします。つまり、意図的に予測とのずれをつくったのです。

作業中にｆＭＲＩ（機能的磁気共鳴画像法）を用いて、参加者の脳の活動を調べました。すると、ひじょうに深い場所にある中脳水道灰白質《ちゅうのうすいどうかいはくしつ》に、この罰の予測誤差の情報があることがわかりました。また、予測する痛み情報を腹内側《ふくないそく》前頭前野《ぜんとうぜんや》から受けて、痛みの回避に重要な帯状回皮質《たいじょうかいひしつ》へと情報を送っていることもわかりました。こうした脳の場所を使うことで、痛みを避ける行動をとることができるのでしょう。

わたしたちの脳は、状況に応じて変わる結果（報酬や罰）が自分の予測とちがっていることを利用して、学んでいるのです。

好きこそ物のじょうずなれ

脳の研究をしていると、しばしば「どうすればうちの子の成績がよくなりますか」とか、「効率のよい勉強方法は」などと聞かれることがあります。答えから言うと、誰にでも当てはまるいい方法があれば、わたしが教えてほしいくらいです。でも、こう言ってしまうと、無責任だと思われそうですね。

ひとつ確かなことは、「好きこそ物のじょうずなれ」です。成績をよくするためには、勉強が好きになればいいんです。勉強が好きになると、子どもは放っておいても勉強します。そうすると当然、成績もよくなります。これは子どもに限ったことではなく、何歳になっても当てはまります。大人でもだいじょうぶですよ。みなさんも是非、いろいろなことに興味を持ってチャレンジしましょう。

ところで、なぜ好きだとじょうずになるのでしょうか。2015年ごろアメリカ合衆国の研究チームが、平均23歳の19人を対象として好奇心と脳の関係を調べ、この疑問に対する答えを見つけようとしました。

実験ではまず、「Dinosaur（恐竜）の本来の意味は」というような「豆知識問題」をたくさん用意して提示し、それぞれの問題にどのくらい答えられそうか、どのくらい関心があるかを答えてもらいました。次に、いろいろな問題とその答えを見てもらったときの脳の活動を、ＭＲＩ（磁気共鳴画像装置）を使って調べました。最後に、しばらく時間をおいてから、実験参加者には豆知識問題の答えを思い出してもらう記憶検査を受けてもらいました。ちなみに、Ｄｉｎｏｓａｕｒの本来の意味は「恐ろしいトカゲ」だそうです。

研究で明らかになったのは、まず、高い関心があると答えた問題ほど記憶検査の成績がよかったということです。まさに「好きこそ物のじょうずなれ」ですね。

好奇心を持っていると、どうして記憶がよくなるのでしょうか。脳活動を調べた結果、側坐核《そくざかく》や腹側被蓋野《ふくそくひがいや》の活動は、問題への関心が高いほど活動が高く、関心が低いほど活動が低かったのです。記憶との関係を調べると、関心の高い問題に対しては側坐核と海馬《かいば》が高い活動を示すと正しく答えられる傾向がありました。いっぽう、問題の関心の高さに関わらず、腹側被蓋野の活動が高いと正しく答えられる傾向も見られました。正しく答えられるかどうかを、脳の活動からある程度予測できたのです。おそらく、こうした活動が記憶をよくしているのでしょう。

これらの結果から、おいしい食べ物やお金といった報酬に関係する側坐核や腹側被蓋野が、好奇心や関心という心の中の動機とも関係して、記憶に関係する海馬の活動を高めることが「好きこそ物のじょうずなれ」の正体だろうと考えられます。

子どもを含め学生の好奇心をどう掻き立てるのか、これが教える立場にいる人の最大の課題だと言っても過言ではありません。わたしも脳研究のおもしろさや楽しさを広く伝えようと心掛けています。

直前の結果が影響する

みなさんは、バスケットボールのルールをご存知ですか。バスケットボールのコートには、いくつもの線が引かれています。その線を使って、いろいろなルールが決められているのです。ゴールから6〜7メートルの距離に、半円状に引かれた線があります。この線より遠くからシュートを成功させれば3点、線より内側からだと2点が与えられます。遠くからのほうが難しいので1点多くもらえるのです。

アメリカ合衆国のプロバスケットボール選手を対象に調べた研究を紹介しましょう。一流選手たちは、点を取りにいくときに、3点シュートにするのか、2点シュートにするのかをどのように決めているのでしょうか。イスラエルの研究者が調べました。

3点シュートは一流選手でも難しく、3回に1回しか成功しません。いっぽう、2点シュートなら半分くらいの確率で成功します。1回失敗すると相手にボールを取られて、形勢が悪くなることもあります。3点を狙うかどうかの判断は重要です。

じつは、3点シュートを選ぶかどうかは、直前の3点シュートが成功したか失敗したかに大きく影響を受けていることがわかりました。ある年にもっとも活躍した最優秀選手の1年間のプレーを詳しく調べると、3点シュートに成功したあとにくり返し3点シュートを選ぶ確率は53%でした。いっぽう、失敗したあとは、なんと14%しか3点シュートに挑戦しませんでした。

ほかのプロの選手291人を調べても、成功後にもう一度3点シュートを選ぶ確率は4割程度、失敗後は3割程度と大きな差がありました。また、3点シュートが2回、3回と連続して成功するほど、3点シュートを選ぶ確率が高くなったのです。場所に対する好みではありません。シュートを成功させた場所が好きになり、同じ場所でシュートをくり返しているわけではないことも確認されました。

じつは、成功でも失敗でも、次の3点シュートの成功率に大差はなかったのです。むしろ、失敗後のほうが、成功率はわずかによかったくらいでした。おもしろいことに、より簡単な2点シュートで同じことを調べても、前のシュートの結果は影響していませんでした。

じゅうぶんな技術や経験のある一流選手でさえ、直前の成功や失敗が行動の選択に大きく影響するのですね。これは、スポーツに限った話ではありません。何かに挑戦するときには、直前の成功体験が思い切りよく行動する秘訣となります。

あっ、じゅうぶんな練習や勉強ができていない場合は、まずそれからですよ。実力があっての精神面ですから。

現金なやつ

たくさんお金をもらえるのは、誰でもうれしいですよね。わたしたちは一般的に、もらえるお金（報酬）が多いほどがんばれるものです。ここいちばんというときには、ふだんとちがって長い時間をかけて慎重に準備をします。でも、報酬の多い少ないでがんばり方を変えることができるようになるのは、何歳くらいからなのでしょうか。

この疑問に対する答えを得るためにアメリカ合衆国の研究者たちは、13歳から20歳までの若者88人を対象に実験をしました。参加した若者には惑星の絵を見てもらい、その表面の模様を見分けて、ある模様ならボタンを押す、べつの模様ならボタンを押さないようにして答えてもらいました。

報酬の条件を2つ用意しました。1つは報酬が多い条件です。正解だと1ドルもらえ、不正解だと50セント失います。もう1つは報酬が少ない条件です。正解だと20セントもらえ、不正解だと10セント失います。これまでの多くの研究では、大人は報酬が多いときのほうががんばり、その結果、成績がよくなることが知られています。

今回、研究者たちは、実験参加者を年齢ごとに４つのグループに分けました。13歳と14歳、15歳と16歳、17歳と18歳、19歳と20歳の４つです。そして、それぞれのグループで報酬と成績の関係を調べました。その結果、なんと19歳と20歳のグループだけは、報酬が多いときのほうがよい成績でした。ほかのグループでは、報酬の多少で成績の差はなかったのです。

でも、待ってください。これは、大人の心が汚れているから報酬に左右される、という話ではけっしてありません。わたしたちは効率よく働くことが大切です。多くの報酬が得られるものにエネルギーを多く割き、報酬が少ないものは少ないエネルギーで乗り切るという配分ができるほうがよいのです。では、なぜ大人になるまで、こうした配分がうまくできないのでしょう。

研究者たちは実験参加者の実験中の脳活動を、ｆＭＲＩ（機能的磁気共鳴画像法）を使って調べました。すると、報酬が多いときには、腹側線条体《ふくそくせんじょうたい》、背《はい》側線条体《そくせんじょうたい》、腹外側前頭前野《ふくがいそくぜんとうぜんや》、視床《ししょう》、背側前帯状回《はいそくぜんたいじょうかい》などが盛んに活動していました。中でも、腹外側前頭前野の活動は年齢とともにより高くなっていました。

腹側線条体は、評価ややる気に関係する脳の場所だといわれています。腹側線条体とほかの脳の場所の結合の強さを調べると、年齢とともに腹側線条体と腹外側前頭前野とのつながりが強くなっていくことがわかりました。

今回の研究結果から、青年期までの若者の成績が報酬の多い少ないによって変わらなかったのは、こうした調整に必要な脳の場所どうしの結合が、まだじゅうぶんに発達していないからだと考えられます。大きな報酬を得るためには、線条体と前頭前野の結合が成熟することが必要なんですね。

第四章――やっぱり人間だから

――社会生活を楽しく

笑う門には福来る

ヒト以外の動物は笑うでしょうか。「うちのイヌは笑うよ」と言う人もいるかもしれません。でも、実際に笑うのはヒトだけです。チンパンジーの子どもには、笑顔に似たプレイフェイス（遊びの顔）とよばれる表情があります。仲間を遊びに誘うときに見られるので、この名前がつきました。おかしくて笑っているのではないし、大人になると見られなくなります。チンパンジーでも笑わないのです。

サルには、唇を引いて歯をむき出しにする表情があります。この、グリンといわれる表情は相手に対して服従を示す、つまり「悪意がありませんよ」ということを伝えるものだと考えられています。サルの研究者には、「悪意がない↓争わない↓なかよくする」というように、サルのグリンが進化の過程でよい意味を持つ笑顔に変わってきたと考える人もいます。

では、脳のどこが、笑顔などの表情を理解するために働いているのでしょう。大きく2か所が関わっていると考えられます。

1つは、大脳辺縁系《だいのうへんえんけい》にある扁桃核《へんとうかく》です。扁桃というのはアーモンドのことで、この場所の形がアーモンドに似ていることから名付けられました。喜怒哀楽といった心の状態を伝える表情や声、体の動きなどを情動といいます。相手の情動を理解し、すばやく適切な行動を起こすことは、生き残るために重要です。中でも扁桃核は、恐怖の表情を察知して、身を守ることに関与していると考えられています。扁桃核がうまく働かなくなったサルは、ほかのサルが怖がるヘビをまったく怖がらずに、食べようとさえしてしまいます。

もう1つは、前頭前野《ぜんとうぜんや》です。おでこからこめかみにかけての内側にある前頭前野が、表情から気持ちを理解するために重要な役割をはたします。お母さんと赤ちゃんがお互いの笑顔を見ると、前頭前野の右部分が強く反応するのです。前頭前野は、ミラーニューロンのある場所とも密接に関連しています。ミラーニューロンは136ページから詳しく説明していますが、相手の動作を見たとき、自分の動作のように反応する神経細胞です。誰かが笑ったら自然と自分も笑顔になり、その場が楽しい雰囲気になるのはミラーニューロンの働きです。いっぽう、ひじょうに興味深いことに、前頭前野の左部分は「ブローカ野《や》」とよばれ、言語中枢として知られています。右の脳は情動や感情、左の脳は言語という役割分担があるのです。

笑うということは、チンパンジーやサルにはできない人間らしい行動です。「笑う門には福来る」。笑い声が満ちている円満な家庭には、自然と幸福が訪れるという意味です。たくさん笑って、毎日人間らしく生きたいものですね。

是々非々

日常には、大小さまざまな不公平があります。みなさんは、順番待ちの列に横入りされたとき、「まあ、いいか」と許せるほうですか。それとも、「けしからん」と許せないほうですか。「正義感の強い人だ」などと個人の性格の話として片づけられてしまいそうですが、不公平に直面したときの反応は、脳の働きから少しずつ説明できるようになってきたのです。

不公平に対する振る舞いを研究するとき、「最後通牒ゲーム」とよばれるゲームが使われます。ルールは簡単で、2人でお金を分け合うものです。まずひとりが、どのような割合で分けるかを提案します。例えば、1000円を450円と550円に分けよう、というような提案です。もうひとりは、その提案を受け入れるか否かを決めます。どんな提案でも受け入れれば、その割合で2人ともお金がもらえます。理屈からすれば、お金をふやすためには提案はすべて受け入れるべきです。

ところが、あまりに不公平な提案をされると、多くの人が拒否します。1000円を450円と550円に分ける提案は90％の人が受け入れますが、

300円と700円に分ける提案は半分以上の人が拒否します。300円しかもらえなくても、提案を受け入れればお金はふえるのに、相手が不当に多くもらう不公平を認めるくらいなら自分のお金がふえなくてもよい、と判断するのです。

横入りの例でもそうですが、不公平を許せないと感じる程度は人によって差があります。どうしてこのような差ができるのかについて、イギリスとアメリカ合衆国の研究チームは、セロトニンという物質に注目しました。セロトニンの量を一時的に少なくした人たちと通常の人たちで、このゲームでの振る舞いを比較したのです。その結果、提案が公平に近ければ、セロトニンの量にかかわらず、どちらの人たちも同様に提案を受け入れました。いっぽう、不公平な提案に対してはセロトニンの量が少ない人たちのほうがより多く拒否しました。

セロトニンの量は、その人の気分や公平性の判断には影響しませんでした。また、お金の総額（1000円か1万円か）が変わっても、振る舞いに差はありませんでした。つまりセロトニンの量は、不公平を許せるかどうかということに影響したと考えられます。

京都大学などのチームがおこなった研究では、攻撃的で衝動的な人より、正直で他人を信頼する温厚な人のほうが不公平に対する拒否が多く見られるという報告があります。わたしたちのイメージとはことなりますね。また、正直で他人を信頼する人は、脳幹《のうかん》にある背側縫線核《はいそくほうせんかく》のセロトニンが少ないこともわかってきました。背側縫線核のセロトニンには、不公平に対する判断に重要な役割がありそうです。

　また、前頭前野《ぜんとうぜんや》に損傷があると、こうした不公平に対する反応が変わるという報告もあります。実際に最後通牒ゲームをしているときの脳を調べると、前頭前野が活発に働くことが報告されています。前頭前野も不公平に対する判断に関わるようです。

「是々非々（善を善とし悪を悪とするのを智といい、善を悪とし悪を善とするのを愚という）」という言葉を記した荀子《じゅんし》は、人間の性を悪であるとし、学問を修める努力により善へと向かうという性悪説を唱えました。公平無私の難しさをよくわかっていたのですね。

目は口ほどにものを言う

目は、脳と同じ中枢神経系の一部です。簡単に言うと、脳の一部が頭の骨の外に出たようなもので、目も脳の一部といえるのです。

ヒトやイヌやネコは、昼の明るいときに活動する昼行性の動物です。ネズミなど、夜に活動する夜行性の動物とは大きくことなります。ネズミなどは暗い夜に活動するので、まわりから情報を得るには音やにおい、あるいはひげの接触が手がかりです。それに対して、明るい昼間に生活するときには、目からひじょうにたくさんの情報を得ています。

昼行性のほ乳類の中でも、多くのサルの仲間やヒトは色もはっきりと見えます。ところが、イヌやネコやウシなどは色があまり見えません。ウシが赤い色に興奮すると聞いたことはありませんか。あれは、どうやら怪しいようです。でも、ニホンザルが熟した果実を見分けたり、発情したメスの顔の赤さを見分けたりすることはできるのです。ほかにも、一般的に色鮮やかな体をしている動物は、色がわかります。例えば、鳥の仲間や魚の仲間は色鮮やかですね。どちらも色が見えます。

わたしたちの目は、よくカメラにたとえられます。絞りに相当する瞳孔や、角膜と水晶体という2つのレンズ、そしてフィルムに相当する網膜などがあります。レンズの調整がうまくいかず、フィルムの上に焦点があわないでぼやけた像しか写らない状態が、いわゆる近視や遠視です。眼鏡やコンタクトレンズなどのレンズを足して、焦点が網膜上に合うように調節します。

この網膜というフィルム、じつは一様ではありません。中心がもっとも細かな解像度の高いフィルムになっています。つまり、中心に写った像は詳しく分析できるのです。ヒトが目をきょろきょろ動かすのは、「自分が見たいもの」をフィルムの中心に写して「詳しく分析できる」ようにしているからです。ある人が見つめているもの（フィルムの中心に写しているもの）は、その人が詳しく分析したい（知りたい）興味の対象だといえます。

みなさんも日常生活で、こういうことはじゅうぶんにわかっているはずです。何人かで集まりました。楽しく会食をしています。ある男性が、ひとりの女性ばかり見ています。どう思いますか。男性がその女性に興味、関心を持っているのだろうと思いますよね。わたしたちは相手の視線の向きから、その人の興味の対象を知ることができるのです。

ほかの動物もそうでしょうか。話はそんなに簡単ではありません。白目がこんなにはっきりしているのは、ヒトだけです。チンパンジーやニホンザルなどは白目がはっきりせず、少し離れたところからだと視線の向きがわかりません（個人的には、一部のイヌは白目がはっきりしていると思っているのですが）。信じられないという方は是非、これからいろいろな動物の目を見てみてください。白目がわからないと、視線の向きが簡単にはわかりません。視線から相手の興味の対象を簡単に知ることができるのは、ヒトだけなのです。

目が伝えられるのは、興味の対象だけではありません。目は感情も伝えることができます。悲しい、驚いた、怒っている、相手を愛おしく思っているなど、さまざまな感情を目から読みとることができるでしょう。昔はやった歌に、「目と目で通じ合う」という歌詞がありましたね。「目は口ほどにものを言う」、というのは科学的にも証明されていることなのです。

老いたる馬は道を忘れず

「老いたる馬は道を忘れず」とは、道に迷ったときはさまざまな道を通った経験がある老いた馬についていけばよい、ということわざです。経験豊かな高齢者は判断が適切で、その知恵や知識を活かすべきだという意味に使います。

一般的に生物学では、より多くの子孫を残すことが生きていることの大きな目的だと考えます。わかりやすい事実として、ほとんどの動物は死ぬまで子孫をつくることができます。逆にいうと、繁殖能力を失った時点で動物は死んでいきます。でも、わたしたちヒトはちがいますよね。今の時代、おじいさん、おばあさん世代がいちばん元気だともいわれています。

ヒトは特別で、例えば女性の場合は閉経します。つまり、子を産めなくなるのです。でも、その後も20年、30年、あるいはもっと長く生きつづけます。こんな動物はヒトだけだと、長らく考えられてきました。でも、メスのシャチも閉経する、すなわち子を産めなくなっても生き続けるということが、イギリスの研究者から報告されました。彼らの30年にもわたるデータによれば、シャチは30歳くらいまで子を産み、その後50年ほど生き続けるそうです。ヒトとクジラに次いで、閉経が確認された3種目の動物だということです。

生物学の考え方に、自分の遺伝子をどれだけ多く残せるかが動物にとって大切だ、というものがあります。例えば、自分の子なら半分は自分の遺伝子を持っていると考えます。もともとの自分の遺伝子を100と考えると、1人の子で50、2人の子どもで100、4人の子どもなら200の遺伝子が受け継がれたことになります。孫はどうでしょう。孫には25％つまり4分の1の遺伝子が受け継がれます。単純な計算で考えると、1人の子と2人の孫は自分の遺伝子を50ずつ持っているという意味で等しくなります。

ヒトでもほかの動物でも、出産にはさまざまなリスクをともないます。自分の命が危険にさらされる可能性もあります。また、ヒトやシャチは一度に多くの子どもを産むのは困難です。しかも、子どもが成長するまでに多くの助けが必要だということもわかっています。少ない子どもを確実に大切に育てるために、さらに生物学の考えに基づけば自分の遺伝子を多く残すために、長く出産を続けるのではなく、閉経したあとに自分の孫の世話を手伝うという手段を編み出したのでしょう。おじいさんやおばあさんがいることが、子孫を（遺伝子を）残すために有利に働いているという考えを「おばあさん仮説」とよんでいます。

ヒト、クジラ、イルカの仲間は、脳がひじょうに大きな生物です。大きな脳で複雑な社会をつくり、そこで自分の子孫をじょうずに育てる方法として、高齢者の役割をつくり出してきたのかもしれませんね。まさに「老いたる馬は道を忘れず」です。でも、油断は禁物。道を忘れないように脳を鍛えましょう。

顔を知る脳の働き

わたしたちヒトは、相手の顔を見てひじょうに多くのことを理解します。性別や年齢、相手の気分も表情から読みとっています。ほかにどんなことを顔から感じとるでしょう。この人はハンサムだとか、美人だとか思いますね。そう、美しさも感じます。それだけではなく、相手が信頼できそうな人なのか、胡散《うさん》臭《くさ》い人なのかも顔から判断しようとします。でも、強面なのに実際に会って話してみるとすごく優しい人だったということもしばしばありますよね。

そしてなによりも、相手が誰であるのか、つまり自分の配偶者か子どもか、お父さんなのかお母さんなのか、上司なのか同僚なのか、友達か見知らぬ人か、相手の顔を見て判別します。脳研究の世界では昔から、側頭葉《そくとうよう》を損傷した人の一部で、顔を見ても誰だかわからなくなる相貌失認《そうぼうしつにん》という症状が現れることが知られていました。

相貌失認にはいくつかのタイプがあります。顔だとは理解しているものの、それがよく知っている家族の顔であっても誰だかわからなくなってしまうタイプや、顔を顔だとすら認識できないタイプなどです。相貌失認の患者さんで、自分の奥さんの顔を帽子だと思い、かぶろうとしてつかんだという症例さえあります。ちょっと想像するのが難しいですね。

ヒトは動物の中でももっとも複雑な社会を生きているので、顔からさまざまな情報を得て、うまく暮らすことが求められるようになったと考えられます。ヒトにとって重要な顔を、脳はどのように理解しているのでしょうか。

ヒトの脳活動を直接的に調べられるようになってから、側頭葉のもっとも下、つまり脳の底面にある紡錘状回《ぼうすいじょうかい》という場所が、顔に対して特に強く応答を示すことがわかってきました。ただ、脳の中で顔の情報を処理している場所はほかにいくつもあり、どの場所にどの程度の損傷を受けるかによって相貌失認の症状は変わってくると考えられます。

ニホンザルも、群れのメンバーを正しく見分け、適切な行動をとらなければ社会で生き残れません。一見すると同じように見えるサルにも、顔は大切なんです。アメリカの研究者らのサルの研究から、さらに詳しいしくみがわかってきました。側頭葉には、顔を知るためのいくつかの専門領域がぽつぽつと島状にあるのです。例えば、顔らしい特徴を抽出するための場所、正面でも横顔でも、斜めの顔でも顔であれば同じように扱う場所などがあります。それらの場所がお互いに情報をやり取りして、顔とほかのものを区別したり、さまざまな角度から見た顔を同じ人の顔だと理解したりするのです。わたしたちも、側頭葉の側頭極《そくとうきょく》によく知った特定の顔に強く応答する場所を見つけています。これは、特定の個人を認識するのに役立っていると考えられます。

　じつは、顔の理解は左脳より右脳のほうが得意なことを知っていますか。わたしたちは見つめている点の右にある右視野からの情報を左脳で、左にある左視野からの情報を右脳で理解します。相手の鼻を見たときに、その人の左側の顔を左脳で、右側の顔を右脳で理解しているのです。だから相手の顔の印象は、右側の顔を強く受け止めることになります。見慣れた家族の顔でも、直接見るのと鏡越しに見るのでは印象が変わりますよね。鏡には左右が逆に映るからです。

　そういう意味では、強く受け止められる右側の顔を入念に化粧するのが効果的かもしれません。

侵掠《しんりゃく》すること火の如《ごと》く

「侵掠すること火の如く」とは、中国春秋時代の兵法書の一節です。武田信玄の旗に書かれていたことで有名ですね。「其の疾《はや》きこと風の如く、其の徐《しず》かなること林の如く、侵掠すること火の如く、動かざること山の如く」。井上靖さんは小説の中でこれらの漢字一字ずつを使い、「風林火山」という言葉をつくりました。わたしたちには、これがもっともなじみ深いですね。

昔からヒトを含むさまざまな動物は、「ここは攻めるべきだ」とか、「いや、今は守りを固めるべきだ」ということを場面ごとに適切に判断し、自分の身を守って生き残ってきました。攻守を適切に判断する能力は、わたしたちにとって大切なものです。わたしも大学生のときには、攻めるべきかやめるべきか、よくマージャンをしながら悩んだものです。

さて、この能力に関して、2015年の春に日本の研究チームが興味深い報告をしました。彼らは、将棋の棋士に協力してもらい、MRI（磁気共鳴画像装置）を使って脳の活動を調べました。高段位を持つアマチュア棋士17名に、実際のプロ棋士による対戦の局面を見てもらい、「攻める」か「守る」かの判断をしてもらう実験です。将棋は、攻撃と防御が区別しやすいから、実験に使いやすかったのです。

この研究のおもしろいところのひとつに、コンピュータの将棋プログラムに、それぞれの局面からどのような一手が考えられるかを計算させたことがあります。それぞれの手で状況がよくなる、悪くなるということを評価させて解析したのです。コンピュータは何手も先までいろいろな可能性を計算できるから、プロ棋士に匹敵する判断ができるのだそうです。

解析の結果、左右の脳の境界部分に位置する帯状回皮質《たいじょうかいひしつ》が、攻守の判断に重要であることがわかりました。その中でも、より頭の前に位置する前部帯状回皮質は守りの戦略を評価することに関係し、より後ろに位置する後部帯状回皮質は攻めの戦略を評価することに関係していたのです。

さらに、背側前頭前野《はいそくぜんとうぜんや》は、攻めと守りの戦略の差分の評価に関係していました。これは、どちらの戦略をとるのがよりよいか、つまり戦略を選ぶことに関係しているものだと考えられます。

「徐かなること林の如く」か「侵掠すること火の如く」かの選択を適切におこなった信玄はきっと、前頭前野や帯状回皮質の働きがよかったのでしょうね。

老婆心切《ろうばしんせつ》

「老婆心切」という言葉をご存知ですか。臨済宗の修行の記録である「臨済録」の「行録《あんろく》」にも出てくる禅語です。

禅では、年老いた女性が孫に対して慈愛深く接するように、師匠が弟子を指導するときに欠かせない心を「老婆心」というそうです。そこに「しきりに何かをする」という意味の「切」がついて、「老婆心切」はしきりに相手のことをおもんぱかるという意味になります。

「老いたる馬は道を忘れず」（109ページ）で、ヒトやシャチは限られた数の子孫を大事に育てるために、長く出産を続けるのではなく、孫を育てる手伝いをするように進化してきたという、「おばあさん仮説」を紹介しました。

2015年3月にイギリスのチームが発表した研究では、さらに、シャチのおばあさんは狩りをするときに大活躍しているということも報告されました。シャチのメスは、12歳くらいから40歳代まで子孫を残します。その後も長生きして90歳まで生きるそうです。いっぽう、オスはだいたい50歳までに死ぬのだとか。ヒトといっしょで、メスが長生きなんですね。オスのひとりとしては少し寂しいです。

研究チームは、なんと0歳から91歳までの合計102頭のシャチ（メス58頭、オス44頭）の行動を、2001年から2009年までに記録した751時間にもおよぶビデオを解析しました。シャチは、魚のサケをえさにします。サケが移動する夏のシーズンには、シャチのえさの90％がサケになるそうです。調査した年には、エルニーニョ現象によってえさとなるサケが少ない年もありました。膨大なデータを解析すると、繁殖を終えたおばあさんシャチがサケを捕らえるときに群れを先導していること、サケが少ない年ほどおばあさんシャチが先導する割合が高いことなどが明らかになりました。

孫を育てることだけではなく、「生き甲斐を持つこと」や「誰かに必要とされること」などが高齢者の長生きに影響する、という調査結果も報告されています。おじいさんもおばあさんも、社会や家族の中で役割を持つことが大切なのですね。

正直者が馬鹿を見る

正しいことがなかなか通らない世の中の矛盾を表す言葉に、「正直者が馬鹿を見る」があります。生きていれば、ときと場合によっては小さなうそをついてしまうこともあるでしょう。正直でない行動をくり返すと、どのようなことが起こるのでしょうか。

一度うそをつくと、二度目からは最初のときほどの後ろめたさを感じなくなります。イギリスとアメリカ合衆国の合同研究チームは、うそをついたときの後ろめたさがどのようにしてなくなっていくのかを調べました。

実験では、80名の参加者にゲームのようなことをやってもらいました。2人1組になって力を合わせ、コインの入ったビンの写真を見て、中にどれだけコインが入っているのかを当てるものです。ひとりは長めに写真を見ることができ、もうひとりはわずかな時間しか写真を見ることができません。長く写真を見ることができれば、より正確に数を当てることができますよね。でも、長く見た人には回答権はなく、もうひとりの人にアドバイスをするだけです。アドバイスを受けた人が答えなければなりません。

「コインの量を正確に見積もるほど、たくさん報酬がもらえます」と、2人は説明されています。いっぽうでアドバイスをする人にだけ、べつの条件を提示しておきます。その条件にはいくつかのパターンがありました。

①コインの量を正確に見積もるほど、2人とも報酬をたくさんもらえる

②巧みにアドバイスして多めに見積もらせると、アドバイスをした人だけが報酬を多くもらえる

③巧みにアドバイスして多めに見積もらせると、2人とも報酬をたくさんもらえる

④巧みにアドバイスして多めに見積もらせると、相手だけが報酬を多くもらえる

などです。

このゲームでアドバイスをする人は、相手に多めに見積もらせるためにうそをつくようになります。相手だけが得をする④の条件に比べて、②や③の自分が得をする条件では、ゲームをくり返していくうちに、うその程度がだんだん大きくなっていくことがわかりました。特に、自分だけが儲かる②の条件で、うその程度やうそが大きくなっていく割合がもっとも大きくなったのです。こ

のことから、うそをつく行動が私利私欲に基づいていると解釈できました。自分の利益のために、うそをつくことへのハードルがどんどん低くなってきていると考えられる結果です。

研究チームはｆＭＲＩ（機能的磁気共鳴画像法）を用いて、こうした行動の変化と関係する脳の活動を調べました。すると、感情に強く関係する扁桃核《へんとうかく》の活動が、自分の利益につながるうそ（不正直）をくり返すごとに、次第に低下していくことがわかりました。いっぽうで、自分が不利益を被るうそをつくこととは関係しませんでした。つまり、自分の利益につながる不正直に慣れていくこと、うそをつく後ろめたさがなくなっていくことを扁桃核の活動低下で説明できる可能性があるのです。

前頭前野背外側部《ぜんとうぜんやはいがいそくぶ》は、正直な行動をおこなうために重要であるとわかっています。前頭前野や扁桃核をちゃんと働かせることが、人間らしい行動には不可欠なんですね。みんながそうなると、よい世の中になるはずです。テロや戦争のない明るい世界になりますように。

情けは人のためならず

「情けは人のためならず」とは、人に情けをかけることは、回り回って自分にその恩恵が返ってくるのだから、人には親切にしなさいという言葉ですね。

世の中には、尊敬に値するほど他人に親切にできる人がいますよね。そういう人を見ると、自分を顧みてほんとうに恥ずかしくなります。でも、他人に親切にするという利他的な行動は、いったいいつ芽生えたのでしょう。ヒトにしかない能力なのでしょうか、それともヒト以外のサルなどにも見られるのでしょうか。

利他的行動がチンパンジーにも見られるかどうかは、研究者の興味を引いてきました。野生のチンパンジーが仲間を守るために生息域の周辺を見回りしたり、戦っている仲間に加勢したり、争いに負けた仲間に優しくしたりする行動は観察されてきました。でも、これらの行動がほんとうに仲間を助けるためなのか、あとで自分に利益があるのを見越した行動なのかははっきりわかっていませんでした。それを確かめるために、イギリスの研究チームが実験をおこないました。

13頭を対象に2つの実験がおこなわれました。1つめの実験は、6頭のチンパンジーが止め釘を抜くと、べつの部屋にいる仲間がえさをとることができるというものです。もう1つは、残りの7頭のチンパンジーが止め釘を抜くと仲間がえさをとれなくなるというもの。もしチンパンジーが仲間思いなら、前者の条件で止め釘を抜くことが多くなり、意地悪なら後者の条件で止め釘を抜くことが多くなるはずです。結果は2つの条件でまったく差がありませんでした。あとで確かめたところ、じつは観察からだけでは、2つの条件で止め釘を抜くことの意味すらチンパンジーにはわかっていなかったのです。

止め釘を抜く意味を訓練で教えてから、もう一度同じ実験がおこなわれました。それでも、2つの条件で差はありませんでした。ところが、自分がえさを得られる条件にしたところ、前者の条件では止め釘を必ず抜いてえさを取りにいき、後者の条件ではまったく抜かずにえさを取りにいったのです。つまり、仲間がえさを得られるかどうかは、チンパンジーの行動に重要ではなく、自らがえさを得られるかどうかが彼らの行動に大切だったのです。

研究者たちは、これまでの実験でチンパンジーが仲間のために行動するといわれてきた結果も、自らがえさを得られるのではないかという期待からの行動だと解釈できて、おそらく実験計画の副産物だろうと考えています。

仲間に情けをかけるという社会的な行動は、ヒトに特有のものだといえそうです。こういう行動がとれなくなることは、人間らしさがなくなることだといえますね。人間らしく生きたいものです。

社会的時差ぼけ

眠ることが学習に重要だということは、「眠りの大切な働き」（6ページ）でお話ししています。日本人はいろいろな国の人と比べても睡眠時間が短く、じゅうぶんな睡眠をとれていません。

みなさんは、早起きで余裕を持って出かけるタイプですか。それとも、ぎりぎりまで眠っていて、目をこすりながら慌てて出かけるタイプですか。いつ起きていつ眠るかは個人のリズムがあり、早寝早起きの人もいれば、夜更かしして朝遅くにしか起きられない人もいますね。

おそらく今の日本は、後者が多いでしょう。あれほど多くの人が朝の通勤電車の中で眠っているようすは、あまりほかの国では見かけません。学校や会社が始まる時刻に無理やり合わせている証拠ですね。

これは、個人の寝起きに関する体内時計のリズムと、社会活動のリズムがずれているために起こります。遠い外国に行ったとき、その国の社会活動のリズムに自分の寝起きのリズムが合わず、つらい思いをすることがあります。いわゆる時差ぼけです。日本で暮らしていても日本の社会活動のリズムからずれている、「社会的時差ぼけ」の人がふえています。こうした社会的時差ぼけは、日本だけの問題ではありません。

社会的時差ぼけが学業成績にどのように影響するのかを、アメリカ合衆国の研究者が調べました。調べなくても、時差ぼけで学習成績がよいわけないですって。ほんとうにそのとおりで、小学生から大学生までいろいろな調査がなされ、どれも成績が悪くなると報告されています。

大学生1万4894人を対象にした大規模な調査がおこなわれました。大学には、インターネットを利用した学習管理システムがあります。このシステムに講義資料やテスト、自分の成績が出されます。学生が1日のうちで、いつこのシステムにアクセスしたのかで、個人の寝起きのリズムを調べたのです。

一般的に寝起きのリズムには、女性が男性より朝型である、年齢とともに朝型になる、秋よりも春に朝と夜の活動がふえる、などの特徴があります。今回の調査でも、こうした寝起きのリズムの特徴が確認できました。

調査の結果、大学の活動時間（この大学の場合、午前8時から午後4時）にリズムがあっていた学生は40％だけで、60％の学生は30分以上の社会的時差ぼけであることがわかりました。なんと、6時間もずれている学生もいたのです。

50%の学生はより遅いほうにリズムがずれていました。

さらに、社会的時差ぼけの学生には、学業成績が悪いという傾向がありました。特に、遅い時間帯に活動する学生ほど成績が悪い傾向が顕著で、時差が大きいほど成績が悪かったのです。社会的時差ぼけの学生は、多くの講義時間をむだに過ごしているのでしょう。

生活習慣に気を配れば、寝起きのリズムは調整できます。社会的時差ぼけにならないようにして、自分の持っている実力を100%発揮したいですね。

マスクと笑顔

新型コロナウイルス感染症の感染拡大をきっかけに、わたしたちの生活が一変しました。マスクをつける習慣もそのひとつです。これまでは花粉が多く飛散する春や、インフルエンザなどが流行する冬にマスクをつけている人を多く見かけました。今では35度を上回る猛暑日でも、マスクをつけている人がたくさんいます。めったにマスクをつけなかった国でも、マスクの着用が常識になってきました。感染しないためにも、感染させないためにもマスクをつけることは大切です。わたしも自分の部屋にいるときと食事のときを除き、マスクをつけるようにしています。

わたしが住んでいる愛知県犬山市はそれほど人口が多くないので、通勤で歩いているとき、まわりに人がいなければマスクを外します。暑い中、坂道を登っているときなど、マスクを外すと新鮮な空気を楽に吸い込めて、ありがたさをしみじみ感じます。心肺機能の弱い高齢者や幼い子は、体調を崩さないために、つけっぱなしではなく、マスクをじょうずにつけたり外したりするようにしてください。

さて、みんながマスクをしていると困ったことがいろいろ起こります。顔が半分も隠れていて、誰だかすぐにわからないことがそのひとつです。コミュニケーションでも困ります。コミュニケーションは話して聞くのが基本ですが、そのほかに読話という手段があります。相手の口の動き、話の前後関係や文脈から話の内容を理解する方法です。聾の方にはひじょうに重要な手段です。マスクをしていると口が見えないので、読話ができなくなります。

言葉を使わないコミュニケーションでも、口の動きは大変重要です。わたしたちが相手の気持ちを知る重要な手がかりに表情があります。言葉を話す前の赤ちゃんでも、相手の表情は理解できます。笑顔はその代表的なものですが、口の形が重要です。親が笑顔を見せることで、赤ちゃんも笑顔になり、安心し、喜ぶようになります。

ところが、常にマスクをしていると、口の動きがわかりません。目だけでも笑顔を理解できますが、ひじょうにわかりにくくなります。このことで園児が不安にならないように、保育の現場では、身振りを大きくしたり、今までより頻繁に話しかけたりして、工夫をしているところも多いようです。

赤ちゃんにとって、口の動きは表情だけではなく、ほかにも大切な役割をはたします。例えば、離乳食を食べさせるときに、母親は自分の口を開けて「あーん」と言いながら、赤ちゃんに食べさせます。赤ちゃんは、母親が大きく口を開けているのを見て、思わず自分も口を開け、食べ物を口に入れてもらいます。これは、意識せずにまねをする共鳴動作というものです。また、発声の練習でも、親が口を開けるまねをして覚えることもあります。マスクで口が隠れていると、こうしたやり取りが難しくなります。

赤ちゃんだけでなく、小中学生だって、大人だって、笑顔を見て安心したり喜んだりします。笑顔を見ると自分も笑顔になります。笑顔は、よい人間関係を築く強力な手段なのです。透明なシートを利用したり、必要なときにはしゃべらないようにしながらマスクを外したりと、笑顔を見せる機会をふやすとよいですね。

おじいさん仮説

出産は動物にとって多くの危険を伴います。一度に多くの子どもを産めないヒトやシャチは、長く出産を続けてたくさん子を産むのではなく、限られた数の子どもを大事に育てるために、孫を育てる手伝いをするように進化したとお話ししました（109ページ）。

おばあさんシャチが、獲物が少ないときに積極的に狩りをして群れのために活躍するように（117ページ）、わたしたちの社会でも、おばあさんが幼い孫の世話を手伝って、母親の負担を軽減したりしますよね。

そんな話をすると男性から、「おじいさんは役に立たないのですか」とよく質問されます。「そんなことはないですよ」と答えながら困っていたのですが、イギリスとボツワナの共同研究チームが、高齢のオスゾウの役割を報告しました。

研究チームはボツワナの国立公園で、通り道を移動するアフリカゾウのオスのようすを詳しく調べ、合計1264頭を観察しました。そして、青年前期（10〜15歳）の150頭、青年後期（16〜20歳）の487頭、成人前期（21〜25歳）

の252頭、成人後期（26歳以上）の208頭の、4つの年齢群に分けました。

　これらのうち2割ほどの263頭が、単独で移動していました。その割合は、青年期にはより少なく、成人後期に多くなる傾向がありました。まだ経験の浅い青年期に単独で移動するのは危険だ、ということを示しているのでしょう。

　彼らは、群れで移動するときの位置（先頭グループ、中団グループ、後方グループ）と年齢群の関係も調べました。そうすると、先頭には成人後期のゾウが多いことがわかりました。また、青年期のゾウは中団グループにいることが多く、先頭グループにいることは少ないことがわかりました。この結果は、移動の距離や季節には影響されませんでした。

　研究者グループは、成人後期のオスゾウはさまざまな知識や経験を豊富に持っていて、群れで移動するときには、リーダーとして群れを引っぱっているのだと結論づけました。まさに、おじいさんが経験豊富な指導者として、若いオスにいろいろなことを教える役割をはたしている可能性を示しています。生物学的に「おじいさん仮説」の例として、今後注目されるでしょう。

　脳科学的に見ると、ヒト、シャチ、クジラなどと同じように、ゾウも脳の大きな動物です。単に大きいということではなく、体重に比して脳が重い動物です。おじいさんやおばあさんの役割は、大きな脳が編み出した生き残り戦略なのでしょう。

少し肩身が狭いと感じていた男性のみなさん、きっとはたすべき役割があるはずですよ。

第五章——人間らしさの源

——脳のしくみや働き

人の振り見て我が振り直せ

「人の振り見て我が振り直せ」という言葉がありますね。脳に、相手の動作を見て、それを理解することに関係する働きがあることがわかってきました。

長い間、脳研究者や心理学者、さらに哲学者たちは、わたしたちが相手の動作や態度をどうやって理解できるのだろうと悩んできました。簡単に思えるかもしれませんが、相手の動作を理解するためには、まず相手がいて、自分と同じような体をしていて……と、脳がたくさん計算しなければなりません。じつは、コンピュータに計算させたりしても、とても難しい問題なのです。ところが、この問題を考える大きな手がかりをサルの脳の働きを調べた研究から得られました。

イタリアの研究者たちは、腕の運動が脳の中でどのようにコントロールされているのかを研究していました。目の前のえさに手を伸ばしてつかむという、サルが自然におこなう動作をしているときの脳の働きを調べたのです。彼らはすでに、運動に関係する脳の場所にある神経細胞が強く反応することを確かめていました。

あるとき、研究者が手を伸ばして物をつかもうとすると、それを見ていたサルの神経細胞が強く反応したのです。サル自身はおとなしく座り、手を動かしていなかったのに……。この神経細胞は、自分がある動作（この実験では、手を伸ばして物をつかむ）をしているときにも、相手が同じ動作をしているのを観察しているときにも、強く反応するとわかりました。相手の動作を自分の動作であるかのように映しているということで、鏡をもじってミラーニューロンとよばれるようになりました。ニューロンは神経細胞のことです。その後の研究で、わたしたちヒトの脳にも同じような働きがあることが、PET（陽電子断層撮影装置）やMRI（磁気共鳴画像装置）とよばれる装置を使った実験でわかりました。

つまり、相手の動作を理解するためには、相手がいて、自分と同じような体をしていて……などと、論理的に脳が計算しなくてもよいのです。なぜなら、ミラーニューロンがあれば、相手の動作を見ていると自分がその動作をしているかのような脳の状態になるからです。みなさんの脳にもミラーニューロンがあるから、誰かが釘を踏むのを見ると自分が釘を踏んだような感じ（脳の状態）になり、誰かが笑ったら自分が笑ったような感じ（脳の状態）になるのです。

今、このミラーニューロンの研究は、相手への共感が芽生えるしくみの理解、自閉症や統合失調症の行動の理解、言語能力が進化したしくみの理解、新しいリハビリテーションの開発、人の行動を理解するロボットの開発など、さまざまな方面に役立つと期待されています。

ミラーニューロンがどんな働きをしているのか、ほんとうのところはまだわかっていませんが、こうした発見から研究が大きく進みます。脳の働きはまだまだ未知なことがいっぱいなのです。

頭でっかち尻つぼみ

「頭でっかち尻つぼみ」とは、最初は威勢がいいものの長続きせず、最後はだらしがないという意味です。

ヒトの特徴は、脳がひじょうに大きくなったことだといわれます。ヒトの脳はどのくらいの大きさ（重さ）なのかご存知ですか。生まれたときには４００ｇ程度で、その後ぐんぐん大きくなり、成人男性でおよそ１４００ｇになります。成人女性は男性より少し小さく１２００ｇほどです。体重のおよそ２％ですね。なんで女性が小さいんだ、と怒らないでください。「脳が大きいほど頭がいい」というのは俗説で、アインシュタインの脳もふつうの大きさだったそうです。

一般的には、脳があるのは背骨を持つ動物（脊椎動物）です。いろいろな動物の脳の大きさを比べてみましょう。ネズミは2ｇ、ネコは30ｇ、イヌは70ｇの脳を持っています。霊長類の脳は、ニホンザルが90ｇ、チンパンジーは４００ｇ、ゴリラでも４５０ｇ程度です。賢いといわれるチンパンジーでも、ヒトの赤ちゃん程度ですね。もっとも高度な働きを持つと考えられている前頭前野《ぜんとうぜんや》を比較しても、ヒトはチンパンジーの5倍以上、テナガザルの20倍以上あることが示されています。霊長類でも、ヒトは飛び抜けて脳が大きいのです。

じつは、脳細胞は表面のほんの数㎜のところに並んでいます。だから、大きさだけではなく、どれだけ表面積が広いのかが、多くの細胞を持ち、複雑な計算ができることにつながります。それで、長い進化の過程で、できるだけ表面積をふやそうと脳溝《のうこう》（脳のしわ）をふやしてきたようです。実際に、ネズミ、ネコ、サル、チンパンジー、ヒトの脳を比べてみると、大きさだけではなく、脳のしわがどんどん多く複雑になります。

こうしていろいろな動物で比較すると、「脳が大きいほど頭がいい」「しわが多いほど頭がいい」ということが理解できます。もちろん、動物にはそれぞれの能力があり、「頭がいい」というのはヒトの物差しでしかありませんが。

地球上には、ヒトよりも脳の大きい動物がいます。イルカの脳は1500gで、ヒトとほぼ同じです。ゾウは6000g、クジラはなんと8000gもあります。ゾウはヒトの4倍、クジラは5倍以上になりますね。でも、ちょっと待ってください。ネズミ、ヒト、クジラは体の大きさがずいぶんちがいます。そこで体の割に脳が大きい動物はどれかを調べると、ヒトとイルカがトップレベル。つまり、「脳でっかち」の動物といえます。

せっかく特別に大きく進化した脳を生かすも殺すも、日ごろの頭（脳）の使い方にかかっています。「頭は生きているうちに使え」。小さいころ、祖父母からよく言われたことを思い出します。

女三人寄れば姦《かしま》しい

「女三人寄れば姦しい」といいます。気がついたら友達と3時間も話し込んでいたなんて話が、女性だとめずらしくありません。ほんとうに女性は男性に比べておしゃべりですね。男女の脳のちがいとおしゃべりの関係について見てみましょう。

男性と女性の能力のちがいを調べた研究はさまざまあります。そうした研究からわかってきたことは、主に次の3つです。

①男性のほうが、女性より空間認知能力が優れている。例えば、いくつかの立体図形から同じものを選ばせるような問題を出すと、男性のほうがよい成績を示します。地図を読むのがじょうずなのも、これに入るでしょう。

②男性のほうが女性より攻撃的。これは、子どもの振る舞いを見ていてもわかりますね。男の子のほうが、女の子より一般的に乱暴です。

③女性のほうが、男性より言葉が流暢。一般的な言語能力については、男女の差がないという報告がいくつもあります。ただ、「1分間にできるだけたくさんの花の名前を言ってください」というような言葉の流暢性のテス

トをすると、女性のほうがよい成績を示します。

断っておきますが、空間認知能力の高い女性や言葉が流暢な男性はいます。これらの差は、あくまで男性グループと女性グループの比較です。

じつは脳の構造にも、男性と女性で差があります。「頭でっかち尻つぼみ」（139ページ）で、脳の大きさは男性のほうが大きいと紹介しましたが、それだけではありません。特に顕著なのは、右脳と左脳を結びつけている脳梁《のうりょう》とよばれる神経線維《しんけいせんい》の束の大きさです。女性のほうが大きいことがわかっています。前交連《ぜんこうれん》や中間質《ちゅうかんしつ》とよばれる、やはり左右の脳を結んでいる神経線維の束も、女性のほうが大きいのです。こうした事実は、女性は男性より左右の脳の連絡がよいことを意味します。左右の脳のコミュニケーションが密なのでしょう。実際、脳機能画像の方法で脳が言語を処理するようすを調べてみると、男女でちがいが現れます。

一般的には、右利きの人のほぼ全員の言語機能は、左脳が司っています。脳機能画像の方法で見てみても、言語の処理をおこなっているとき、男性の場合は左脳に偏った活動が見られます。いっぽう女性は、より左右両方の脳を使う傾向がうかがえるのです。

左右両方の脳で言語処理がおこなわれているという事実におそらく関係するのですが、脳梗塞で左脳が働かなくなった場合、その後の言語障害の程度は女性のほうが男性より軽いというデータもあります。

また、同性愛男性は、脳の構造がより女性の脳に似ていることが知られていますが、異性愛男性より言葉の流暢性が勝っていることも知られています。

脳の構造や機能のちがいが、女性の発語能力の基礎になっているのでしょう。

わたしはふだん無口なほうなので、女性のおしゃべりには驚かされることがしばしばあるのですが、姦しいのには科学的な理由があるのですね。

左右の脳がべつの意思をもつ

ヨーロッパには、右を尊ぶ傾向があります。英語で右を意味する「ＲＩＧＨＴ」には、「正しい」という意味があります。対して左を意味する「ＬＥＦＴ」には、古い英語では「弱い」とか「価値のない」という意味があるそうです。フランス語、スペイン語、ドイツ語さらにラテン語でもやはり右がよい意味を、左は悪い意味を持っています。インドでも左手は不浄の手とされ、右手で食事をしますよね。

いっぽう、中国や日本などでは、君主は太陽のある南を向いていて、左手が東（日の出る方角）、右手は西（日の沈む方角）にあるということから、左を尊ぶ考えができたそうです。実際に、君主の左手に位置する左大臣は、右大臣よりも格が上です。

どちらが優位かは、時代によっても変わるようです。今の日本で「右に出るものはない」といえば、その人より優れた人はいないということを意味します。また、「左遷」とは降格させられることを意味します。これらは、左より右を尊ぶ言葉ですね。

どうして、多くの国で右を優位とするのでしょう。スペイン語では、「左利きでない」という表現が「ひじょうに賢い」という意味になるそうです。日本でも、「右腕」はもっとも頼りになる部下のことです。多くの人が右利きであることに関係しているのかもしれません。

ヒトの脳の不思議のひとつに、左右の脳の働きに差があることが挙げられます。サルではこうした左右差は、はっきりしません。多くの人において左脳が言語を司り、利き腕の右腕を操ります。脳の働きは左優位だといわれます。もっとも、右脳の大切さもいろいろわかってきています。ただ、言葉を司るのが左脳だから、意志や心は左脳にあると考えられています。

１９７０年の研究ですが、ひじょうに興味深い症例を紹介します。アメリカ合衆国のある患者は、重度のてんかん発作を持っていました。てんかん発作は、脳のある場所で起こった過剰な電気活動が、脳全体に広がって起こります。ひどいと薬で抑えられません。この患者は、脳の左と右をつないでいる神経線維《しんけいせんい》を切る手術を受けました。過剰な電気活動が反対側まで広がらないようにするためです。手術は成功し、てんかん発作は治まりました。しかし、その後の心理テストで驚きの事実が明らかになりました。

じつは、右脳にも左脳にも言語の能力を持つ人がごく一部います。この患者はそのひとりでした。心理学者が巧妙な方法で片方ずつの脳に問いかけると、両方の脳と意志疎通ができたのです。将来の夢を尋ねると、左脳は製図工と答え、右脳はカーレーサーと答えました。好きな有名人や食べ物を尋ねても、それぞれの脳がべつの答えを示します。べつべつの気分や感情、考えを示すこともできました。つまり、ひとりの脳に2つの意志があったと考えられるのです。

この患者が特別な脳に発達したのか、それともわたしたちの脳には左右2つの意志があって、それがふだんは現れないだけなのか。その答えはいまだ明らかになっていません。

例えば、ある人は自分が石橋を叩いて渡る慎重な人間だと考えているとしましょう。その人が、仕事でひじょうにリスクの高い決断を下しました。そうすると、自分の考えとやっていることにずれが出て、居心地が悪くなります。私生活では慎重だが、仕事では大胆さが必要だと自分を納得させるかもしれません。あるいは下した決断を変更するかもしれません。もしかすると、左半分の脳は慎重だけど、右半分の脳は大胆なのかもしれません。

うーん、考えだすと眠れなくなりそうですね。

不老不死

「不老不死」は人類の見果てぬ夢ですね。中国の伝統的な生命観といわれ、古今東西、ひじょうに多くの人が求めてきました。

日本でも古くは『竹取物語』にも出てくるし、手塚治虫の『火の鳥』でも題材になっています。権力や富を手にした人たちは、最終的に自分が永遠に若く生き続けることを望んできたのです。秦の始皇帝も不老不死の薬を求めて、死期を早めたといわれています。現代においても、しわやしみをなくすということが多くの人の関心を引き、アンチエイジング関連の産業がはやっています。多くの人が、若くあり続けたいと望んでいますよね。

医学生物学の研究成果をもとに、不老不死の可能性を考えてみます。

アメリカ合衆国の研究者たちが、さまざまなタンパク質の働きを調べる研究をしていました。彼らはある遺伝子を操作したマウスを作製し、おそらく腫瘍ができるだろうと予想したのです。ところが、そのマウスはふつうのマウスより大きく成長し、毛はふさふさになり、なんと幼いときに切った指まで再生してきたのです。

この遺伝子改変マウスがふつうのマウスとことなっていたのは、「Ｌｉｎ２８ａ」と名付けられたタンパク質のつくられ方だけでした。通常、このタンパク質は胎児期のある時期にしか見つからないのですが、遺伝子改変マウスでは生まれて以降も、少量ではあるけれど、常にこのタンパク質がつくられ続けたのです。

胎児期に受けた傷は、跡が残らないように治癒することが知られています。遺伝子改変マウスは胎児期のタンパク質がつくられ続けることで、ある意味、生まれてからも胎児期が続いているような状態になったと考えられます。老化した（成熟した）組織を胎児のように若返らせることが可能であれば、長年多くの人びとを魅了してきた不老不死も不可能ではないのかもしれませんね。

しかし、生命はそれほど単純ではありません。この遺伝子改変マウスも、生まれて５週間たったあとで切れてしまった指は再生しなかったそうです。また、Ｌｉｎ２８ａでは心臓の再生は促進されませんでした。当たり前ですが、たった１つのタンパク質ですべてがコントロールされているわけではないのです。

例えば、衰えたさまざまな臓器を新しい若い臓器と交換できればいいのに、と思いますよね。こうした研究で連想するのは、京都大学の山中伸弥教授の

・iPS細胞の研究です。すぐに実用化という段階ではありませんが、3Dプリンタと組み合わせた再生医療も進められています。近い将来、自分の臓器を培養して、いざというときの交換用にとっておける時代が来るかもしれません。

しかし、どうがんばってもつくりおきできない臓器が脳です。わたしたちの脳は、さまざまな経験を通してつくられます。同じ遺伝子を持っている一卵性双生児も、それぞれに経験がことなるので、ことなる考え方をするべつの人格になるのです。つまり、ひとつとして同じ脳はありません。培養液の中ではなんの経験もできないから、万一、脳を培養できたとしても、それはすでにその人の脳ではないのです。

さまざまな時代の賢者は、不老不死を愚かなことだと批判してきました。限られた中で、その日その日をむだにせず生きることこそが大切だと説いたのです。わたしの好きな竹内まりやさんは『人生の扉』という曲で、デニムの青は褪せていくほど味わいが増すと歌いました。充実した日々を送り、実り多い人生にしたいものですね。

正直の頭《こうべ》に神宿る

2014年8月に発表されたアメリカ合衆国の研究で、あるエコノミック（経済）ゲームがおこなわれました。情報を知り、その情報を伝える役割の「送り手」と、情報をもらって判断する「受け手」の2人で進行するゲームです。送り手から受けた情報に基づき、受け手がAかBのどちらかを選択します。このとき、送り手にだけ、ある情報が提示されます。例えば、次のような情報です。

「Aを選ぶと送り手には6ドル、受け手には5ドル与えられる。Bを選ぶと送り手には5ドル、受け手には10ドルが与えられる」

送り手は、「Bを選べば、あなたはより多くのお金を得られます」と正直に伝えてもいいし、「Aのほうが儲かる」とうそをついてもいいのです。この場合、送り手が正直に伝えると自分の利益が少なくなるので、自身の利益と正直さは相容れない状況ですね。

「Aを選ぶと送り手には8ドル、受け手には10ドルが与えられる。Bを選ぶと送り手には10ドル、受け手には12ドル与えられる」

この場合はどうでしょう。Bを選ぶと送り手も受け手もどちらも多くのお金を得られるので、送り手自身の利益と正直さは一致します。

受け手は情報をまったく知らないので、送り手の話がうそかほんとうかはわかりません。どのくらいのお金を得られるかは、ゲームをおこなうごとに変わります。

研究チームは、こうした2つの状況を比較することで、正直さに関係する脳の働きを浮き彫りにしようとしました。

さらに、正直さに左右されないときの行動を知るために、送り手がAかBを直接選べる条件もつくりました。ただし、「80%は選んだとおりになりますが、20%は選んだものと逆になります」と伝えておきます。このとき受け手は、まったく受動的にお金を与えられます。

健常な人たち、前頭前野背外側部《ぜんとうぜんやはいがいそくぶ》に損傷のある人たち、前頭眼窩回《ぜんとうがんかかい》に損傷のある人たちの3組に、このゲームをやってもらいました。送り手に選択権のある3つ目の条件では、どの群の人たちも同じくらい受け手にお金を与える結果になりました。

ところが、受け手に選択してもらう条件では、健常な人たちと前頭眼窩回に損傷のある人たちは正直さが反映され、相手により多くのお金を与えましたが、前頭前野背外側部に損傷のある人は相手にあまりお金を与えない結果になりました。詳しく調べると、自身の利益が正直さと相容れない条件で、多くのうそをついていたのです。つまり、正直さよりも自分の利益を優先させたことになります。

研究者たちは、こうした結果から前頭前野背外側部が正直な行動をおこなうために重要な場所であると結論づけました。前頭前野は人が人らしく生きていくために必要な場所だとよくいわれます。実験の結果は、正直さという側面でこのことを裏づけたといえます。

「正直の頭に神宿る」とは、誠実な心で正直に生きている人のことを神さまはいつも見ていて、必ずそのご加護があるという意味です。現代は、自分の利益しか考えない人がふえているといわれます。「正直者が馬鹿を見る」という言葉がありますが、そんな言葉が通用しない世の中にしたいものですね。

老い木に花咲く

年齢とともに記憶力は衰えてきます。わたしもときどき、はっとすることがあります。嫌ですね。いろんなことを忘れると、脳の病気なのではと心配になります。アルツハイマー病の初期症状にも、記憶力の低下が挙げられます。

アルツハイマー病はアミロイドベータ（Aβ）というタンパクがおかしな形に折りたたまれ、蓄積することが原因のひとつだと考えられています。Aβの蓄積は、いわゆる老人斑という脳の異常のもとになるものです。このAβというタンパクが、どのくらい脳に蓄積しているのかは、PET（陽電子断層撮影装置）を用いて測ることができます。

アルツハイマー病ではない高齢者にも、Aβが脳に蓄積している人とそうでない人がいます。Aβの蓄積がある人とない人で、脳の働きにちがいがあるのかどうかをアメリカ合衆国の研究者たちが調べ、2014年9月に発表しました。

彼らの研究には、平均年齢76歳の高齢者49人が参加しました。研究チームは参加した高齢者をAβの蓄積が認められた33人と、認められなかった16人のグループに分け、また、平均年齢24歳の若者22人のグループとも比較して脳の働きを調べたのです。

まず、研究に協力してもらった全員に記憶テストを受けてもらいました。「あとで写真について質問をします」と伝えて、１５０枚のさまざまな風景の写真を見てもらったのです。写真を見て覚えている間に、ｆＭＲＩ（機能的磁気共鳴画像法）を用いて脳活動を調べました。このとき、写真をちゃんと見ているかどうかを確かめるため、見ている写真に人物が写っているかどうかを判断してもらいました。その後、いくつもの文章を見てもらい、文章が見た写真の風景を記述したものかどうか、さらに、細部に関する６つの記述が正しいか否かをそれぞれ答えてもらうという実験でした。

わたしは個人的に驚いたのですが、なんと3つのグループ間で成績に差はなかったというのです。若者と同じくらい記憶テストの成績がいいなんて、すごい高齢者たちですね。でも、成績に差はなくとも、脳活動にはちがいがありました。

研究チームはまず、Ａβの蓄積がない高齢者と若者とを比較することで年齢の影響を見ました。若者には、高齢者には見られない脳活動と成績の強い相関が、後頭葉《こうとうよう》や頭頂葉《とうちょうよう》に見つかりました。こうした強い相関は、成績がいいときに若者が、高齢者より強い脳活動を示したためでした。

次にAβの蓄積がある高齢者と、ない高齢者とを比較して、Aβの影響を見ました。なんと、Aβの蓄積がある高齢者で、後頭葉や頭頂葉で脳活動と成績の強い相関が見られたのです。やはり、成績がいいときにAβの蓄積のある高齢者が、ない高齢者より強い脳活動を示したためでした。

Aβの蓄積はさまざまな点で脳機能を妨げると考えられます。しかし、研究者たちは、こうしたAβの蓄積のある高齢者の脳活動の上昇は、Aβの蓄積で脳機能が低下した部分を、蓄積していない健全な部分が補う現象を反映しているのではないかと考えました。つまり、弱くなったところをみんなが助け合おうと、いつもより余計にがんばって働いて、少し衰えてきた機能を保とうとしているというのです。

老木に花が咲くように、少し衰えた脳が衰えを補うようにがんばって、ふたたび働きを取り戻しているのでしょうか。結論づけるには、さらに研究が必要です。また、風景を覚える以外のことでもこのような現象が起こるのか、このあとAβの蓄積がある高齢者がどのように年齢を重ねていくのか、興味は尽きません。

人は見かけによらぬもの

わたしたちは顔から多くを知ることができます。性別や年齢層、感情、さらにその人の性格まで顔から推測してしまいます。

これまで、顔の特徴である性別・年齢・人種・表情などは、脳の中で独立して扱われていると考えられてきました。ところが、じつはこうした特徴が、お互いに絡み合っているらしいのです。

アメリカ合衆国の研究者たちは、顔を見たときの判断の偏りからいくつかの特徴が絡み合っていることを示しました。実験に協力してくれたのは合計43人、平均年齢が20歳の男女です。その多くは白人でした。研究者たちは、性別（男・女）、人種（白人・黒人・アジア系）、表情（怒っている・笑っている）という3つの要素を組み合わせて12通りの顔写真を準備しました。実験参加者には、写真を見て「男か女か」、あるいは「怒っているか笑っているか」を答えてもらうのです。

コンピュータ画面の中央には顔が映され、その上には例えば、「怒っている」「笑っている」という選択肢を示します。被験者はカーソルを動かし、「怒っている」か「笑っている」のどちらかを選びます。

興味深いことに、男性の顔写真だと、笑っていても多くの人が一瞬「怒っている」を選びそうになり、女性の顔だと逆に怒っていても「笑っている」を選びそうになったのです。つまり、「男＝怒っている」「女＝笑っている」というつながりがありました。ほかにも、「黒人＝男」「アジア系＝女」「黒人＝怒っている」というつながりを確認できました。これらの結果は、「黒人は男性で怒っている」「アジア系は女性」「女性は笑っている」という固定概念を表していると考えられます。

こうした固定概念を生み出すしくみを調べるために、ｆＭＲＩ（機能的磁気共鳴画像法）を使って、実験参加者が顔写真を見たときの脳の活動を調べました。すると、顔に強く反応することが知られている右半球の紡錘状回《ぼうすいじょうかい》と前頭眼窩回《ぜんとうがんかかい》という脳の場所が、顔写真の持つ視覚的な類似性ではなく、実験参加者の持っている固定概念とひじょうに似た応答特性を示すことがわかりました。おそらく、さまざまな経験により脳の反応特性がつくりあげられるのでしょう。

今回の実験で見られた固定概念は、参加者の多くが白人だったことによる結果だと考えられます。ほかの人種で調べれば、またちがう結果が出るでしょう。

顔写真に対する脳の反応を調べるだけで、その人の固定概念の一端を見透かすことができるのは、ちょっと恐いですね。でも、「人は見かけによらぬもの」。かちかちの固定概念は持たないほうがよいでしょう。脳のしくみがもっとわかれば、固定概念や先入観を消す方法が見つかるかもしれません。

［著者］
中村克樹（なかむら　かつき）
1963年大阪府高槻市生まれ。京都大学理学部卒。京都大学霊長類研究所助教授、国立精神・神経センター神経研究所部長などを経て、2009年から京都大学霊長類研究所教授、2020年から副所長。共著に『教職に生かす教育心理学』（みらい）、監訳に『第4版カールソン神経科学テキスト　脳と行動』（丸善出版）など。

編集協力／蓬田 愛

装丁・デザイン／宮川和夫

※本書は、毎日新聞で連載の「Do you 脳？」（2012年3月〜2017年3月）、「なるほど脳」（2017年4月〜）から50回分を選び、改変・編集したものです。

人生100年時代の脳科学

元気に歩むためにおきたい脳の50話

2021年9月28日　初版第1刷発行

著　者　中村克樹
発行人　志村直人
発行所　株式会社くもん出版
〒108-8617　東京都港区高輪4－10－18　京急第1ビル13F
電話　03-6836-0301（代表）　03-6836-0317（編集直通）
03-6836-0305（営業直通）
ホームページアドレス　https://www.kumonshuppan.com/
印　刷　三美印刷株式会社

NDC490・くもん出版・160P・19cm・2021年・ISBN978-4-7743-3226-0

CD34230